Anleitung

zur

medizinischen Anwendung

der

Elektrizität und des Galvanismus.

Aus

vorhandenen Schriften und aus der Erfahrung

zusammengetragen

von

Karl Sundelin, M. D.

Mit zwei Steintafeln.

Berlin 1822.
Gedrukt und verlegt
bei G. Reimer.

Inhaltsverzeichniß.

Seite

Vorrede.

Keine der vielen, theils vortrefflichen, über Elektrizität und Galvanismus bis jetzt herausgekommenen Schriften beschäftigt sich, so viel mir bekannt ist, ausschließlich mit dem Unterricht, wie diese Kräfte als Heilmittel angewendet werden können. Zwar enthält die in Leipzig herausgekommene „Geschichte der medizinischen und physikalischen Elektrizität, von Kühn, eine sehr vortreffliche und ausführliche Anweisung zur medizinischen Anwendung der Elektrizität; allein dies Werk ist vielleicht für Manchen zu voluminös, und kann überhaupt, seines Umfanges wegen, als Handbuch nicht betrachtet werden.

Diese Umstände veranlaßten mich, vorliegende Abhandlung in den Druck zu geben. Schon seit meiner frühesten Jugend habe ich mich aus Neigung und großer Vorliebe mit Physik, und namentlich mit Elektrizität beschäftigt, und in späterer Zeit ward mir die Gelegenheit, in einer öffentlichen Krankenanstalt, mit Hülfe einer großen und höchst zweckmäßig eingerichteten Maschine, und übrigens eines ziemlich vollständigen Apparats, in mancherlei Fällen die Elektrizität und den Galvanismus als Heilmittel anzuwenden.

Meiner Abhandlung muß einige Weitschweifigkeit und Umständlichkeit nachgesehen werden, weil sie besonders für Laien in der Physik, und solche Aerzte bestimmt ist, welche sich wenig oder gar nicht mit physikalischen Experimenten beschäftigt haben. Aber auch Nichtärzte, zum Beispiel Apotheker, können, unter ärztlicher Leitung, die praktische Anwendung dieser Kräfte und Mittel allerdings handhaben.

Der Elektrizität und dem Galvanismus ist es ergangen, wie manchen andern, bei ihrem Auffinden vielversprechenden Mitteln. Man erwartete ganz außerordentliche und fast allgemeine Wirkungen, man sah sich getäuscht, und vergaß nun die Mittel ganz.

Die Erfahrung hat mich überzeugt, daß beide Mittel, am rechten Orte und zu rechter Zeit; besonders aber mit Ausdauer angewendet, allerdings nicht selten die hartnäckigsten Uebel zu heben vermögen.

Sr. Hochehrwürden

dem Weltpriester und Professor

Herrn Ullrich

zu Sagan,

seinem verehrten Lehrer und unvergeßlichen Freunde

widmet diese kleine Abhandlung aus herzlicher Dankbarkeit

der Verfasser.

Einleitung.

Es würde die Grenzen dieser Abhandlung offenbar zu weit hinausstecken, wenn ich mit einer weitläuftigen Auseinandersetzung der Theorie der Elektrizität, oder auch nur mit einer ausführlichen Geschichte derselben beginnen wollte. Deshalb werde ich über das theoretische nur so viel anführen, als nöthig ist, um bei der praktischen Anwendung einen sicheren Leitfaden zu geben, und meine Leser in den Stand zu setzen, manche Hindernisse und Schwierigkeiten, welche sich unmöglich alle angeben lassen, mit Hülfe einer richtigen Uebersicht zu beseitigen.

Am genügendsten lassen sich die elektrischen Erscheinungen nach der Symmerschen Theorie, d. h. durch die Annahme zweier elektrischer Elemente, Grundprinzipien, oder auch, wenn man will, Grundstoffe, erklären. Diese beiden Prinzipien, äußern gegenseitig eine große Anziehungskraft zu einander. Sie tritt thätig, und in die Sinne fallend hervor, wenn jene beiden Prinzipien, welche überall im Weltraume, aber gewöhnlich in einander gesättigt, verbreitet sind, von einander getrennt werden. In einem solchen, getrennten Zustande äußert sich in beiden das Bestreben zur Wiedervereinigung, und sie treten einander so nahe, als es nur die trennenden Medien erlauben wollen.

Wenn nähmlich eine Trennung dieser beiden Prinzipien überhaupt denkbar sein soll, so muß es Körper oder Stoffe geben, welche denselben, wenigstens zum Theil, den Durchgang verweigern. Dergleichen werden Nichtleiter, Isolatoren genannt, zum Unterschied derjenigen Körper oder Stoffe, welche den beiden Elektrizitäten einen Durchgang gestatten, und Leiter, Konduktoren, heißen.

Vermittelst der Nichtleiter ist man auch vermögend, das eine oder das andere der beiden Prinzipien in einem leitenden Körper anzuhäufen, wenn nämlich dieser leitende Körper durch Nichtleiter aus allen Verbindungen mit andern, umgebenden, leitenden Körpern gebracht worden ist. In diesem Zustande äußert das eine oder das andere der elektrischen Prinzipien ein Bestreben, das sperrende Hinderniß zu überwinden, und sich in den leitenden Umgebungen zu vertheilen.

Und so erscheinen jene merkwürdige Phaenomene, welche von unsern Sinnen, verschieden modifizirt, wahrgenommen werden können.

Der Zustand, in welchen sich die beiden getrennten, oder die eine, in einem isolirten Leiter angehäufte, oder auf der Oberfläche eines Nichtleiters haftende Elektrizität befindet, heißt die elektrische Spannung.

Man unterscheidet die einfache Spannung von der verstärkten. Die einfache findet statt, wenn auf der Oberfläche eines Nichtleiters, oder in einem leitenden und durch Nichtleiter isolirten Körper das ein oder das andere, elektrische Prinzip angehäuft ist. Die verstärkte besteht in der Anhäufung beider elektrischer Prinzipien in zwei verschiedenen, nur durch eine dünne Schicht eines nichtleitenden Körpers oder Mediums getrennten Leitern.

Bei der einfachen Spannung bemerkt man blos ein Streben des angehäuften elektrischen Prinzips, sich auf die Umgebungen auszubreiten und zu vertheilen. Daher sind die, aus jenem Bestreben hervorgehenden Kraftäußerungen auch im Ganzen nur gering, wenn man sie mit denjenigen vergleicht, welche sich bei der sogenannten, verstärkten Spannung darbieten. Bei dieser sind nämlich beide elektrische Prinzipien einander gegenüber, und nur durch eine dünne Schicht nichtleitenden Stoffes getrennt, angehäuft. Hier wird also nicht blos jene Eigenschaft, sich mit den Umgebungen ins Gleichgewicht zu setzen, welche die elektrischen Prinzipien mit allen feinern Fluiden gemein haben, wirksam sein; sondern es wird mit großer Energie jenes Bestreben beider Prinzipien, sich mit einander zu vereinigen, in Wirksamkeit treten, und mächtige Erscheinungen hervorbringen.

Endlich äußern die elektrischen Prinzipien sich auch noch alsdann besonders wirksam, wenn sie in andauernden, raschen und intensiv mächtigen Strömen sich bewegen, wovon besonders beim Galvanismus die Rede sein wird.

Es giebt mehrere Verfahrungsarten, die beiden elektrischen Prinzipien von einander zu trennen, oder, was dasselbe ist, Elektrizität zu erregen; doch kann hier zuvörderst nur von der gewöhnlichsten und gebräuchlichsten die Rede sein, nämlich von der Reibung. Es scheint, als ob bei einer jeden Reibung Elektrizität erzeugt würde, welche indessen nur unter gewissen Umständen bemerkbar hervortreten kann. Es muß nämlich der eine der geriebenen Körper ein Leiter, der andere ein Nichtleiter sein. Ehedem glaubte man, daß nur auf der Oberfläche der nichtleitenden Körper durch Reibung ursprünglich Elektrizität erzeugt werden könnte, und nannte diese Körper daher idioelektrische. Allein eine unbefangene Beobachtung überzeugt uns, daß bei der Reibung in beiden Körpern, sowohl in dem Nichtleiter, als in dem Leiter, Elektrizität erzeugt werde, und zwar in jedem die entgegengesetzte. Allein beide können nicht zugleich sich durch Erscheinungen bemerkbar machen. Da nun unter den gewöhnlichen Umständen die in dem leitenden Körper erzeugte Elektrizität sich in den Umgebungen vertheilt, in dem Nichtleitenden aber auf der Oberfläche desselben sich anhäuft, so entging die erstere der Beobachtung gänzlich. Ein sehr einfacher Versuch kann das Angegebene beweisen. Man isolire das Reibzeug einer Elektrisirmaschine, deren geriebener Körper aus Glas besteht. Es muß unter diesen Umständen, das Reibzeug ein Leiter, d. h. ein, mit Metallamalgam belegtes Kissen seyn. Es wird durch die Reibung ursprünglich elektrisch werden, obwohl eine entgegengesetzte Elektrizität, als diejenige war, welche auf dem Glase erzeugt wurde, in demselben sich äußern wird.

Die, durch Reibung ursprünglich erzeugte Elektrizität kann von einem isolirten, leitenden Körper aufgenommen und in demselben angesammelt werden. Sie heißt denn eine mitgetheilte Elektrizität.

Die einfache elektrische Spannung in einem Körper, welche entweder ursprünglich, oder mitgetheilt seyn kann, äußert sich durch gewisse Erscheinungen. Leichte Körperchen, Papierschnitzel, Federn, Goldblättchen u. d. m. werden von einem solchen Körper angezogen, und, wenn sie so viel Elektrizität, als sie enthalten können, aufgenommen haben, wiederum abgestoßen. Sind diese Körperchen mit der, der im elektrischen Körper enthaltenen Elektrizität entgegen gesetzten vorher angefüllt worden, so erfolgt das Anziehen mit größerer Hast. Haben sich die abgestoßenen Körperchen ihres Gehalts an Elektrizität durch Berührung mit einem leitenden Körper entladen, oder haben sie wiederum die entgegengesetzte Elektrizität angenommen, so werden sie abermals angezogen, und abgestoßen, und dieses Spiel dauert so lange fort, bis die kleinen Körperchen, gleichsam als Träger, eine Ausgleichung zwischen dem geladenen Körper und seinen Umgebungen vermittelt haben.

Nähert man dem geladenen Körper einen andern, abgerundeten, leitenden Körper, so springt die, im Ersteren angehäufte Elektrizität in den Zweiten, und zwar in der Gestalt eines Funkens, über. Hat der geladene Körper Ecken oder Spitzen, oder findet dasselbe bei dem genäherten leitenden Körper statt, so geschieht der Uebergang in Gestalt eines Stralenbüschels oder Hauchs. Der Funke ist mit einem knackenden oder knallenden Geräusch, der Strahlenbüschel oder Hauch mit einem leisen Sausen oder Zischen verbunden.

Die verstärkte Spannung oder Ladung, welche hervorgebracht wird, wenn eine dünne Schicht irgend eines nichtleitenden Stoffes oder Mediums zwei leitende Körper mit großer Oberfläche trennt, z. B. eine auf beiden Seiten mit Zinnfolie bis auf einige Zoll von den Rändern beklebte Glasplatte, bietet merkwürdigere Erscheinungen dar, und äußert weit kräftigere Wirkungen. Wird die leitende Fläche der einen Seite mit Elektrizität geladen, so häuft sich die entgegengesetzte Elektrizität auf der andern Seite an, und deshalb entsteht eine viel stärkere Spannung zwischen den beiden leitenden Flächen, als unter andern Umständen. Beide Elektrizitäten wirken hier mit ihrer Anziehungskraft durch den dünnen Nichtleiter hindurch auf einander, und so können auch die leitenden Flächen eine viel größere Menge der elektrischen Prinzipien aufnehmen.

Wird nun, vermittelst einer leitenden Verbindung, den beiden Elektrizitäten Gelegenheit gegeben, sich mit einander zu verbinden, so geschieht dies mit großer Heftigkeit, und mit einem erschütternden Schlage.

Strömt die Elektrizität bei der einfachen Spannung aus einem Körper, in welchem sie angehäuft war, aus, so nimmt sie stets ihre Richtung nach den größten Massen der besten Leiter hin. Strömen sich die beiden entgegengesetzten Elektrizitäten einander entgegen, so wählen sie die besten Leiter, ohne daß die Weite oder Länge des Weges darauf Einfluß hätte; so daß sie einen meilenlangen Weg, wenn er nur aus guten Leitern besteht, einem kürzern, selbst von wenigen Zollen, vorziehen, wenn der letzte durch schlechte Leiter führt. Diese Eigenthümlichkeiten sind bei der Anwendung der Elektrizität als Heilmittel von großer Wichtigkeit.

Zu den guten Leitern gehören Metalle, um so mehr, je dichter sie sind. Schlechter leiten Wasser und andr-

Feuchtigkeiten, noch schlechter Marmor, Holz, besonders trocknes, und andere Pflanzentheile. Der menschliche Körper leitet etwas besser als Wasser, aber schlechter als Metalle. Die Epidermis verhält sich, wenn sie trocken ist, einigermaßen als Nichtleiter. Harz, Seide, Schwefel, Glas sind Nichtleiter, wenigstens im gewöhnlichen Sinne des Wortes; obgleich es eigentlich weder absolute Leiter, noch Nichtleiter giebt.

Die beiden elektrischen Prinzipien sind gewissermaßen von einander verschieden. Die eine, sonst die positive, auch Glaselektrizität, +E genannt, wird besonders durch Reibung des Glases auf dessen Oberfläche erregt. Sie scheint in ihren Bewegungen energischer zu seyn, giebt längere Strahlenbüschel, zeichnet, wenn man ihre Funken auf eine bestäubte Harzfläche schlagen läßt, Sterne und dendritische Figuren, und verbreitet sich in einer größeren Athmosphäre um diejenigen Körper her, in denen sie angehäuft ist, welches man daraus erkennt, daß mit Glaselektrizität geladene Körper, Federn, Papierschnitzel und dergl. aus einer weitern Entfernung anziehen.

Die andere, sonst die negative, auch Harzelektrizität, —E genannt, durch Reibung erzeugt auf der Oberfläche des Harzes, des Schwefels, der Seide, des mattgeschliffenen Glases, äußert sich in schwächern Wirkungen, strömt aus Spitzen mehr in der Gestalt eines Strahlenquastes oder leuchtenden Punktes aus, und zeichnet auf bestaubter Harzfläche Kreise und Punkte.

Strömen sich beide Elektrizitäten einander entgegen, so treffen sie nicht in der Mitte des Weges zu, sammen, sondern der Weg, den die Harzelektrizität — E, in derselben Zeit zurück gelegt hat, ist kürzer.

Mehr über den theoretischen Theil der Elektrizitätslehre zu sagen, liegt nicht in meinem Plan. Auch muß man es mir zu gute halten, daß ich stets von elektrischen Prinzipien oder Grundstoffen, von Anfüllung mit Elektrizität, von Strömung derselben gehandelt habe, als ob die materielle Natur der Elektrizität so gar nicht bezweifelt werden könne. Dies ist freilich keinesweges der Fall; allein, der Verständlichkeit wegen, ist es unumgänglich nöthig, daß man, wenn von Kräften die Rede ist, ihnen materielle Substrate beigebe.

Was in dieser kurzen Uebersicht noch dunkel ist, werde ich späterhin ausführlicher abhandeln, um Wiederholungen zu vermeiden.

Elektrizität.

Von der Elektrisirmaschine.

Bereits oben habe ich angeführt, daß durch das Zusammenreiben eines leitenden und nichtleitenden Körpers Elektrizität erzeugt werde, und daß es nur auf gewisse Umstände ankomme, um die erzeugte Elektrizität entweder in dem einen, oder in dem andern der zusammengeriebenen Körper bemerkbar werden zu lassen. Das elektrische Doppelprinzip ist nämlich überall verbreitet, verhält sich aber in seinem gebundenen Zustande durchaus unthätig, und entgeht gänzlich aller sinnlichen Wahrnehmung.

Durch bloße Berührung zweier verschiedenartiger, (heterogener) Körper entsteht schon eine Trennung jenes Doppelprinzips, d. h. der eine Körper nimmt einen Ueberschuß der einen, der andre einen Ueberschuß der andern Elektrizität an seiner berührenden Fläche auf. Die Reibung ist aber nichts anders, als eine in jedem Augenblick erneuerte Berührung, mithin muß jener Ueberschuß bemerkbarer und beträchtlicher werden, als bei der einfachen Berührung, wo er nur durch sehr empfindliche Meßinstrumente wahrgenommen werden kann.

Soll dieser Prozeß andauernd fortgehen, so muß stets aus den Umgebungen, jenes, zur Zersetzung bestimmte Doppelprinzip hinzugeführt werden, wie ich durch ein Beispiel deutlicher machen werde. Gesetzt, man wolle die Glaselektrizität bei einer gewöhnlichen Maschine, deren sogenannter, idioelektrischer Körper aus Glas besteht, erzeugen und ansammeln. Zu diesem Zwecke muß man das Reibzeug der Maschine mit leitenden Umgebungen in Verbindung setzen, weil, wenn das Reibzeug isolirt ist, nur sehr wenig Glaselektrizität erzeugt werden kann; nämlich nur so viel, als die Zersetzung des im Reibzeuge und auf der Glasfläche befindlichen Doppelprinzips zu liefern vermag. Wird aber nun dem Reibzeuge aus den Umgebungen jenes Doppelprinzips zugeführt, so kann der Zersetzungsprozeß ins Unendliche hin fortdauern. Wird dagegen beabsichtigt, die Elektrizität, welche im Reibzeuge erzeugt wird, zu sammeln, so muß man dieses isoliren, d. h. jede Verbindung desselben mit den leitenden Umgebungen aufheben, dagegen aber der Glasfläche durch Leiter aus den Umgebungen einen Zufluß verschaffen.

Es giebt mancherlei Arten von Elektrisirmaschinen; allein zum medizinischen Gebrauch ist eine Maschine, deren geriebener Körper aus Glas besteht, allen übrigen vorzuziehen. Ob dieser Körper eine Zylinder- Kugel- oder Scheibenform habe, ist ziemlich gleichgültig, wenn nur eine hinlängliche Fläche gerieben wird, damit die Maschine mächtig genug sey. Denn da der einfache Funke, der elektrische Hauch oder Strahlenkegel, und die elektrische Strömung zu den wirksamsten Verfahrungsarten gehören, so muß die Maschine stark genug seyn, diese kräftig und ohne große Beschwerde des Arbeiters andauernd anwenden zu können.

Die Glasscheibenmaschine ist wirksamer, als diejenigen, bei welchen der gläserne Körper eine Kugel- oder Zylinderform hat; allein sie ist auch zerbrechlicher.

Die Glasscheibenmaschine, mit welcher ich Versuche anzustellen, Gelegenheit habe, ist so vollkommen und zweckmäßig eingerichtet, daß ich sie als Muster beschreiben kann. Ihre Scheibe hat einen Durchmesser von vier und einen halben Fuß, und ist weder zu stark, wodurch sie unwirksamer seyn würde, noch allzu schwach; so daß sie nicht leicht zerbrochen werden kann. Sie ist auf einer gläsernen Axe befestigt, eine Vorrichtung, wodurch eine große Menge auf der Glasfläche erregter Elektrizität, welche sich, wenn die Axe aus einem leitenden Körper bestände, zerstreuen würde, erhalten wird.

Der Konduktor, welcher die, auf der Glasscheibe erregte Elektrizität durch zylinderförmige Sauger ohne Spitzen sammelt, ist von Messing, gehörig abgerundet, und sauber polirt, und wird durch eine, vier Fuß hohe, massive Glassäule isolirt. Auf eine verhältnißmäßige Größe des Sammlers kommt Vieles an, doch läßt sich darüber nichts bestimmen, weil das Verhältniß von der Wirksamkeit der Scheibe abhängt. Ein, verhältnißmäßig allzu großer Konduktor giebt kleine aber heftig stechende, und daher in mancher Hinsicht wohl sehr wirksame Funken. Bei einem allzu kleinen werden die Funken zwar lang, aber intensiv schwächer. Doch ist es bei einer, zum medizinischen Gebrauch bestimmten Maschine immer besser, wenn der Konduktor etwas kleiner ist, weil denn aus Spitzen, welche daran befestigt werden, viel längere und kräftigere Strahlenkegel ausgehen.

Die Reibzeuge sind nur dünn, liegen gut an, und werden durch messingene Federn, deren Kraft durch Schrauben verstärkt werden können, an die Scheibe angedrückt, doch so, daß sie bei einer schwankenden Bewegung der Scheibe nach den Seiten hin ausweichen können. Sie werden mit einem Amalgam aus reinem Zinn und Quecksilber, in der Kälte durch Zusammenreiben bereitet, bestrichen. Weil dies Amalgam, welches nicht, wie das Kienmayersche, Zink enthält, weich ist, und gleichsam die Konsistenz einer etwas festen Salbe hat, so vermittelt es eine innigere Berührung der Scheibe mit den Küssen, und hat mir mehr geleistet, als eine jede andere Zusammensetzung.

Beide Reibzeuge haben Sammler, und sind ebenfalls durch massive Glassäulen isolirt.

Will man bei dieser Maschine die Glaselektrizität sammeln, so werden die Reibzeuge mit der nächsten Wand des Zimmers, als den besten leitenden Körper, durch Metallketten in Verbindung gesetzt. Soll die Reibzeugelektrizität benutzt werden, so sind die beiden Sauger des Glaselektrizitätssammlers so eingerichtet, daß sie an die, zu diesem Zwecke isolirten Reibzeuge angelegt werden können, und so die beiden Konduktoren der Reibzeuge mit dem Konduktor der Glaselektrizität verbinden, so daß alle drei Konduktoren jetzt für die Ansammlung der Reibzeugelektrizität bestimmt sind. Ein anders Paar Sauger, welch früher an die Reibzeuge anlagen, können jetzt so gedreht werden, daß sie die Glaselektrizität von der Scheibe hinwegnehmen.

Soll eine übrigens gut eingerichtete Maschine ihre volle Wirksamkeit zeigen, so müssen Glasscheibe und Isoliersäulen vollkommen trocken, und frei von Staub und Schmutz seyn. Das Ueberziehen der Säulen mit Firniß kann ich nicht anrathen, denn es erschwert die Reinigung derselben.

Gelinde Erwärmung durch ein, in die Nähe gestelltes Kohlenbecken entfernt am sichersten alle, etwa vorhandene Feuchtigkeit.

Wenn die Luft, in Folge der Witterung, feucht ist, so dient mäßige Heitzung des Zimmers, in welchem sich die Maschine befindet. Auch ist es mir gelungen, die Wirksamkeit einer Maschine in einem, von Hause aus feuchten Zimmer durch frischgebrannten und ungelöschten Kalk, welchen ich, gröblich zerstoßen, in flachen Kästen in einem solchen Zimmer zerfallen ließ, und ihn alsdann erneuerte, sehr zu verstärken.

Eine große Versammlung von Menschen im Zimmer, die Nähe spitziger und leitender Körper, eine allzuhohe, die Luft verdünnende Temperatur, welche dieses, sonst isolirende Medium zu einem Leiter macht, beeinträchtigen die Wirksamkeit der Maschine.

Bisweilen wirkt die Maschine unvollkommen, ohne daß eine oder die andre von den angeführten Ursachen statt findet. Dann trägt in den meisten Fällen die Beschaffenheit des Amalgams, welches allmälig mit Schmutz überzogen worden, das Meiste zu diesem Uebelstande bei. Man reibt in diesem Falle die Kissen mit einem Stück Löschpapier trocken ab, oder trägt etwas neues Amalgam auf.

Ein allzustarker Druck, wodurch die Kissen gegen die Scheibe gepreßt werden, hindert die Wirksamkeit der Maschine eben so gut, als, wenn die Kissen mit zu weniger oder geringer Kraft angedrückt werden.

Ueber die verschiedenen Anwendungsmethoden.

Es ist nicht zu leugnen, daß zur Handhabung der Elektrizität, so wie zu jedem Experimentiren überhaupt eine gewisse Gewandtheit und Geschicklichkeit gehöre, welche sich nur durch Uebung erlangen läßt. Auch muß man, um nicht öfter durch unerwartete Erscheinungen oder Hindernisse in Verlegenheit gesetzt zu werden, einigermaßen mit dem Wesen der Elektrizität vertraut seyn.

Doch werde ich, so weit dies möglich ist, jeden Handgriff genau angeben, und der wichtigsten Hindernisse, welche etwa vorkommen könnten, ausführlich erwähnen.

Man kann im Ganzen zwei Hauptmethoden unterscheiden, nämlich die Anwendung der Anfüllung mit Elektrizität, und die Anwendung der elektrischen Strömung. Was die letztere betrifft, so benutzt man entweder die langsame, oder die plötzliche Strömung.

Bei der Anwendung der langsamen Strömung macht der Kranke, oder wenigstens ein Theil seines Körpers, ein Glied einer ununterbrochenen Leitungskette aus, oder er ist als ein leitender Körper zu betrachten, in welchen man aus Spitzen, an dem Konduktor befestigt, Elektrizität einströmen läßt.

Die plötzliche Strömung ist entweder eine einfache oder verstärkte. Bei der einfachen, dem einfachen Funken, ist der Kranke entweder ein isolirter, geladener Körper, welchem man seine Ladung plötzlich entzieht, oder um-

umgekehrt, ein leitender Körper, welchem plötzlich die Ladung eines andern geladenen mitgetheilt wird. Bei der verstärkten Strömung giebt ein Theil des menschlichen Körpers die leitende Verbindung zwischen der äußern und innern Belegung einer geladenen Flasche ab.

Dieses Alles wird deutlicher werden bei der Betrachtung der einzelnen Anwendungsmethoden, in deren Aufzählung ich mit den schwächsten beginne, und mit der kräftigsten, dem Erschütterungsschlage endige. Freilich ist es noch nicht ausgemacht, ob diejenige Methode, welche am wenigsten empfunden wird, auch, rücksichtlich ihrer Wirkung, die schwächste sey.

Die elektrisirte Luft, das elektrische Luftbad.

Die Luft eines Zimmers kann, vermittelst einer, nicht allzukleinen Elektrisirmaschine, mit der einen oder andern Art der Elektrizität geschwängert worden. Sehr sensible Personen empfinden auch allerdings die Einwirkungen einer solchen Luft, und bei Einem meiner Bekannten war diese Einwirkung deutlich genug. Er durfte sich nicht, ohne mit Leibweh oder Durchfall gestraft zu werden, eine etwas längere Zeit in der Nähe einer, in Thätigkeit gesetzten Elektrisirmaschine aufhalten. Ein hiesiger Arzt, welcher sich viel mit der medizinischen Anwendung der Elektrizität beschäftigt, versichert, daß er durch die anhaltende Einwirkung der elektrischen Athmosphäre höchst empfindlich für die Veränderungen in der Erdathmosphäre geworden sey; und etwas Aehnliches glaube ich an mir selbst bemerkt zu haben.

Man hat den Geruch der, die Luft durchströmenden Elektrizitäten mit dem des Phophors, oder vielmehr der phosphorigten Säure verglichen; allein mir scheint er, bei schwächeren Graden, mehr dem Dufte, welcher in den ersten Frühlingstagen belebend die Luft durchwürzt; bei stärkerer Strömung und bei Erschütterungsfunken mehr dem Geruche der unvollkommnen Salpetersäure zu gleichen. Vielleicht wird durch eine starke, elektrische Strömung aus dem Stickstoff und Säure erzeugenden Stoff der athmosphärischen Luft, durch eine Art Verbrennnung wirklich unvollkommne Salpetersäure gebildet.

Empfindliche Elektrometer, in eine solche elektrische Luft gebracht, zeigen allerdings die Gegenwart der Elektrizität in derselben an, auch wenn die Maschine schon seit mehreren Viertelstunden nicht mehr wirkte.

An dem Sammler der Glaselektrizität werden eine oder mehrere, fein auslaufende Metallspitzen befestigt, welche das elektrische Fluidum in die umgebende Luft ausströmen, und sie damit schwängern, sobald die Maschine eine Zeitlang in Bewegung gesetzt wird. Dasselbe geschieht, wenn man ein brennendes Licht in einem metallenen Leuchter auf den Konduktor setzt. Vermittelst der, von der Flamme aufsteigenden, verdünnten Luft wird die Elektrizität verbreitet.

Die Temperatur des Zimmers darf nicht allzuniedrig seyn, weil die dichte, kalte Luft nur wenig Elektrizität aufnimmt. Auch ist eine gelinde Erwärmung des Zimmers bei kalter Jahreszeit schon deshalb nöthig, weil sich der Kranke nur leicht bekleidet oder zum Theil entblößt der elektrischen Luft aussetzen muß.

Der Kranke hält sich in der Nähe der Maschine auf, entweder sitzend, oder, noch besser, im Zimmer auf- und niederwandelnd. Wenigstens eine viertel- bis halbe Stunde muß dieses Verfahren fortgesetzt werden, wenn man einige Wirkung davon erwarten will.

Sollte nicht ein elektrisches Wasserbad in manchen Fällen heilsame Wirkungen äußern können? Man müßte zu dem Ende die Badewanne isoliren, und mit dem Leiter der, in Bewegung erhaltenen Maschine in Verbindung setzen.

Die ungehinderte, elektrische Strömung.

Die Aufgabe bei dieser Anwendungsart der Elektrizität besteht darin, einen einfachen oder doppelten Strom der Elektrizität so durch den menschlichen Körper oder durch Theile desselben zu leiten, daß dieser Strom ohne Hindernisse in einer ununterbrochenen Kette von Leitern dahinfließe.

Obgleich diese Strömungen auf keine Weise wahrgenommen oder empfunden werden, so kann ihre Wirksamkeit, von der Erfahrung bestätigt, keinen Zweifel erlauben. Was sie bei stockenden Katameninen leisten, kann nicht geleugnet werden.

Eine unmerkliche Strömung entsteht überhaupt schon, sobald ein Mensch mit irgend einem Theile seines Körpers den einen oder andern Sammler der in Bewegung gesetzten Maschine berührt, und mit den Füßen auf dem Boden des Zimmers steht. Die Strömung nimmt dann den nächsten Weg durch den Körper, von der, den Sammler berührenden Stelle nach dem Fußboden hin. Dies wäre eine einfache, unmerkliche Strömung.

Die doppelte Strömung, nämlich das Entgegenströmen der beiden Elektrizitäten wird bewirkt, wenn das ein Ende des zu durchströmenden Theils mit dem Sammler der Glaselektrizität, das andre hingegen mit den Reibzeugen in Verbindung gesetzt wird. Man bedient sich zu diesem Zwecke metallener Ketten, oder Dräthe; oder am besten, seidener, mit Metalldrath durchflochtener Schnüre.

Es ist nicht nöthig, daß der Kranke isolirt sey, und es ergiebt sich aus den angeführten Eigenthümlichkeiten von selbst, wie man verfahren müsse, um den Strömen die gewünschte Richtung zu geben. Soll z. B. die Strömung den ganzen Körper seiner Länge nach durchlaufen, so verbindet man den Kopf oder Nacken des sitzenden oder stehenden Kranken mit dem Sammler der Glaselektrizität, und die Füße desselben mit den Reibzeugen.

Soll die Strömung quer durch das weibliche Becken hindurch geleitet werden, eine Methode, welche man zur Beförderung träger oder stockender Katamenien anwendet, so befestigt man, vermittelst einer Stecknadel, welche die bloße Haut berühren muß, oder mit Hülfe eines, an ihrem Ende befindlichen Messinghäkchens eine Leitungsschnur, vom Sammler der Glaselektrizität ausgehend, an den Kleidungsstücken, in der Gegend der untern Rückenwirbelbeine, und läßt dagegen das Ende der, vom Reibzeuge kommenden Leitungsschnur im Schooße der sitzenden Kranken ruhen. Sollen diese Strömungen unmerklich, und durchaus nicht mit Funken oder kleinen Erschütterungen verbunden seyn, so ist jede Unterbrechung derselben durch unvollkommne oder Nichtleiter sorgfältig zu vermeiden. Zu den unterbrechenden Nichtleitern gehören in diesem Falle starke, wollene oder seidene Kleidungsstücke, weshalb es nöthig ist, daß man eine Metallleitung veranstalte, welche die Haut unmittelbar berührt.

Isolirung des Kranken ist deshalb überflüssig, weil die elektrischen Ströme nie von den, ihnen bereiteten Leitungsketten oder Wegen abweichen.

Die Stärke oder Schwäche der Strömung wird durch das schnellere oder langsamere Umdrehen der Scheibe bedingt. Das Verfahren kann ohne Nachtheil ganze Stunden hindurch fortgesetzt werden.

Das electrische Bad, die Anhäufung der Elektrizität in dem isolirten Körper eines Kranken.

Da der menschliche Körper ein ziemlich guter Leiter, und daher zur Aufnahme einer gewissen Menge des elektrischen Fluidums fähig ist, so kann man füglich die eine oder die andre Art derselben darin anhäufen, sobald er isolirt ist.

Der menschliche Körper verhält sich unter solchen Umständen wie ein jeder anderer, isolirter und mit Elektrizität geladener Körper. Alle Theile desselben ziehen leichte Körper an, und stoßen sie wieder ab, geben bei der Annäherung leitender Körper Funken und Strahbüschel, und verbreiten eine elektrische Athmosphäre um sich her.

Weil die, im Körper angehäufte Elektrizität nach den Umgebungen hin auszuströmen strebt, so wählt sie dazu die spitzenartigen Haare des Haupts, welche sich deshalb aufrichten. Aber auch die feinern Härchen der entblößten Haut, besonders des Gesichts, richten sich auf, und strömen Elektrizität aus, und dieses Ausströmen wird als die Empfindung eines feinen, das Gesicht überziehenden Spinngewebes wahrgenommen.

Man läßt den Kranken auf einen sogenannten Isolirschemel stehen, oder stellt auch einen gewöhnlichen Sessel auf das Isolirgestell, und läßt schwächere Kranke darauf sitzen. Alsdann wird irgend ein Theil des Körpers durch eine Leitungsschnur mit dem einen oder dem andern Sammler der Maschine in Verbindung gesetzt, je nachdem man den Kranken mit Glas- oder Reibzeugelektrizität anzufüllen beabsichtigt. Darauf setzt man die Maschine in andauernde Bewegung.

Das Isolirgestell ist ein starkes, an den Ecken abgerundetes, lackirtes Brett, von der Größe, daß ein gewöhnlicher Sessel, und die Füße des Kranken darauf Platz haben. Es ruht auf drei oder vier starken, massiven, wenigstens Fußhohen Glassäulen, welche so viel als möglich trocken und rein gehalten werden müssen.

Im Nothfall vertritt ein Pech, oder Wachskuchen, oder ein, auf vier starken Biergläsern, oder Weingläsern ruhendes Brett seine Stelle.

Die Dauer dieses Verfahrens ist unbestimmt. Kaum kann seine lange Fortsetzung Nachtheil bringen.

Bisher ist es mir noch nicht gelungen, einen Unterschied in der Wirkung der einen oder der andern Elektrizität bei dieser Anwendungsart wahrnehmen zu können. Nur ist die Ausströmung aus den Haaren des Hauptes und der Gesichtshaut, und das damit verbundene Gefühl etwas stärker, wenn man sich der Glaselektrizität bedient.

Der elektrische Hauch.

Die in irgend einem leitenden Körper angehäufte Elektrizität strömt, wenn ein solcher Körper scharfe Ecken hat, oder wenn man Spitzen aus leitenden Stoffen daran befestigt, aus denselben als ein Hauch aus, welcher mit einem leisen Zischen begleitet ist, auf der Haut die Empfindung eines kühlen Windes hervorbringt: das Geruchorgan auf eine, bereits oben beschriebene Art affizirt, und im Finstern einen Strahlenbüschel oder leuchtenden Quast darstellt.

Trifft dieser Hauch sehr empfindliche Theile, z. B. das Auge, so erregt er, andauernd angewendet, zuletzt das Gefühl einer leichten Wärme, und bewirkt, als milder Reiz, eine vermehrte Absonderung der Thränen.

Da die Glaselektrizität einen stärkern und längern Strahlenbüschel giebt, so wählt man ausschließlich diese, wenn man nicht absichtlich eine sehr sanfte Wirkung wünscht.

Metallne, sehr fein auslaufende Spitzen geben einen langen, aber auch sehr milden, nur in großer Dunkelheit sichtbaren Hauch. Sind sie etwas abgestumpft, so wird der Hauch wirksamer, ist schon bei Tage sichtbar, und verursacht ein stärkeres Geräusch. Spitzen von nicht allzutrocknem Holze geben den wirksamsten, stark zischenden Hauch.

Ein trocknes, ausgedorrtes Holz ist fast ein Nichtleiter, daher ist der Hauch aus einer solchen Spitze kaum bemerkbar.

Gewöhnlich befestigt man dergleichen Spitzen an dem Sammler der Glasscheibenelektrizität, und läßt den Kranken so vor der Spitze niedersitzen, daß der Hauch den zu behandelnden Theil trifft. Allein bequemer und sicherer ist folgendes Verfahren. Man lasse den Kranken auf dem Isolirschemel sitzen oder stehen, fülle ihn durch Verbindung mit dem Sammler der Reibzeuge mit Reibzeugelektrizität, und nähere dann die, durch eine Leitungsschnur mit dem Sammler der Glasscheibenelektrizität verbundene Spitze, sie frei und ohne Isolirung mit der Hand haltend, dem leidenden Theile; so wird der Hauch selbst, aus Glasscheibenelektrizität bestehen.

Da man den Hauch am häufigsten auf die Augen anwendet, so ist es zweckmäßig, die Spitze in einer weiten Glasröhre zu befestigen, und zwar so, daß ihr hinteres abgestumpftes Ende aus der Glasröhre, als Handgriff dienend, hervorragt; das vordere, zugespitzte hingegen, einige Linien tief in der Röhre zurücksteht, um jede Verletzung des Auges durch die Spitze zu vermeiden. (S. Taf. I. Fig. 2).

Will man den Hauch auf eine größere Fläche anwenden, so bedient man sich mehrerer Spitzen, welche auf einer gemeinschaftlichen Metallplatte befestigt sind.

Vermittelst des elektrischen Hauchs lassen sich flüchtige Flüssigkeiten, mit welchen die ausströmenden Spitzen benetzt werden, in eine feine Dunstform auflösen. Dieser Dunst folgt der Strömung der Elektrizität, und so ist es mir gelungen, Aether, Kampferspiritus, Rosmarinöl, Kajeputöl, recktifizirtes Bernsteinöl, und selbst Opiumtinktur bei den entsprechenden Augenübeln anzuwenden. Diese Flüssigkeiten kommen so fein zertheilt ins Auge, daß jene heftige Reizung vermieden wird. Auch werden sie durch ihr eindringliches Vehikel, durch die feine, elektrische Strömung, selbst weit eindringlicher.

Ich bediene mich zu diesem Zwecke einer, aus hartem Holze verfertigten Spitze, welche dann und wann mit den genannten Flüssigkeiten befeuchtet wird.

Will man eine Metallspitze anwenden, so befestige man an ihrem zugespitzten Ende ein kleines, mit den genannten Flüssigkeiten getränktes Stückchen Feuerschwamm.

Gewöhnlich fange ich mit den milderen Aetherarten, mit Kampferspiritus an, und gehe späterhin zum Kajeput, und Rosmarinöl, und endlich zum Bernsteinöl über.

Um den Hauch tief ins Innere des Gehörganges zu bringen, bedient man sich einer Glasröhre von der Dicke eines Pfeifenstiels, welche hinlänglich stark in ihren Wandungen ist, damit sie nicht leicht zerbrochen werden könne. Sie ist etwa drei bis vier Zoll lang, und enthält in ihrem Innern einen dünnen Messingdrath, welcher an dem einen Ende kaum aus der Oeffnung der Glasröhre hervorragt. Um ihn in dieser Lage zu erhalten, schmelzt man die Glasröhre an diesem Ende um ihn her zusammen. dadurch wird dieser Theil der Röhre, welcher bestimmt ist, in den Gehörgang gebracht zu werden, kuglicht und abgerundet.

Das entgegengesetzte Ende des Messingdrathes steht aus der Glasröhre hervor, und ist hakenförmig umgebogen. (S. Taf. I. Fig. I.).

Entweder verbindet man nun diesen Haken mit dem Sammler der Glaselektrizität durch eine Leitungsschnur, und bringt den ganzen Apparat, sich der Glasröhre als eines isolirenden Handgriffs bedienend, einige Linien tief in den Gehörgang; oder man isolirt den Kranken, verbindet ihn mit dem Sammler der Reibzeugelektrizität, und bringt dann das abgerundete Ende der Rohre in den Gehörgang, wie früher, nur daß man den hervorstehenden Haken mit dem Sammler der Glaselektrizität im nicht isolirten Zustande verbindet.

Der einfache Funke.

So nennt man diejenige, plötzliche, und mit einem kurzen Geräusch verbundene Lichterscheinung, welche statt findet, wenn einem, mit Elektrizität angefüllten Körper, ein andrer, leitender Körper bis auf eine gewisse Entfernung genähert wird; und nun ein plötzlicher Uebergang der Elektrizität eintritt. Dazu muß aber der, dem elektrisch geladenen genäherte Körper eine, mehr oder weniger abgerundete Gestalt haben, wenigstens an seinem, dem geladenen Körper genäherten Theile. Die Elektrizität durchbricht dabei ein nichtleitendes Medium, nämlich die Luft. Der Grad der Annäherung, welcher erforderlich, um einen Uebergang möglich zu machen; die sogenannte Schlagweite, hängt theils an dem Grade der Anfüllung des elektrisch geladenen Körpers, theils von der Trockenheit oder Feuchtigkeit, von der Dichtigkeit oder Dünnheit, des umgebenden Mediums, der Luft nämlich, und endlich so wohl von der Gestalt des geladenen, als des genäherten Körpers ab.

Ist der Grad der Anfüllung des geladenen Körpers gering, so ist es auch die Schlagweite, und der Funke klein und unbedeutend. Bei starker Ladung, hinlänglicher Größe des geladenen Körpers, abgerundeter Gestalt beider Körper ist der Funke zwar kurz, aber kräftig.

Dünne, feuchte Luft, spitzige Gestalt des einen oder beider Körper bewirken zwar einen längern, aber auch kleinern und schwächeren Funken.

Die Empfindung, welche der Funke, wenn er eine Stelle des menschlichen Körpers trifft, erregt, ist nach seiner Größe und Intensität sehr verschieden, und steigt vom leichten Reiz eines feinen Stiches bis zum Schmerz einer kleinen Verbrennung. Auch bilden sich wirklich nach heftigen Funken kleine Brandblasen.

Kleinere Funken hinterlassen, besonders auf einer zarten Haut, Flecke, welche vollkommen den Mückenstichen gleichen.

Was die praktische Anwendung des einfachen Funken betrifft, so geschieht diese am bequemsten auf folgende Weise.

Der isolirte Kranke wird zuförderst mit einem oder dem andern Konduktor der Maschine verbunden, und diese in Bewegung gesetzt und erhalten. Darauf nähert man in Absätzen demjenigen Theile des Körpers, welcher der Wirkung der Funken ausgesetzt seyn soll, den sogenannten Funkenzieher. Dieses Instrument besteht aus einem Messingdrath, an dessen Ende eine Metallkugel aufgeschraubt ist. Es ist so eingerichtet, daß diese Metallkugel abgenommen, und durch größere und kleinere ersetzt werden kann. Größere Kugeln geben zwar kürzere, aber auch intensiv stärkere Funken. Um die kleinsten Funken hervorzubringen, bedient man sich der abgerundeten Spitzen.

Die Stärke oder Schwäche der Funken hängt ferner ab von der Geschwindigkeit, mit welcher die Maschine in Bewegung gesetzt wird, und von der Länge des Zeitraums, welchen man zwischen jeder Annäherung des Funkenziehers vergehen läßt. Ist dieser Zeitraum groß, so werden auch die Funken größer.

Der Theil des Körpers, aus welchem Funken gezogen werden sollen, muß entweder entblößt, oder nur leicht und anliegend mit linnenem Stoff bekleidet seyn. Besteht die Kleidung aus wollenem Zeuge, so muß man den Funkenzieher so nahe auf halten, daß er fast die Bekleidung berührt.

Wird die Kugel des Funkenziehers auf einer solchen wollenen oder baumwollenen Bedeckung hin und wieder geführt, so entlockt man dadurch eine Menge kleiner, rasch hinter einander folgender Funken, welche aber einen oft heilsamen, örtlichen Reiz, eine Röthe der Haut, wie von Senfteigen, hervorbringen. Dieses wird allerdings in manchen Fällen vom Arzte beabsichtigt.

Schon mäßig starke Funken bringen in den nahe liegenden Muskeln deutliche, sichtbare Zuckungen hervor. Auch diese werden bisweilen, als eine heilkräftige Wirkung beabsichtigt.

Auch der, den Funkenzieher haltende Operateur empfindet bei jedem Funken in der Hand und dem Arme eine Erschütterung, welche durch öftere Wiederholung lästig wird.

Sollen die Zuckungen, welche der einfache Funke verursacht, gewisse einzelne Muskeln treffen, so läßt man die Funken auf den Bauch eines solchen Muskels schlagen.

Der Operateur wird durch eine gläserne Handhabe vor den lästigen Erschütterungen geschützt. Dann muß man aber den Funkenzieher selbst durch eine Leitungsschnur mit leitenden Umgebungen, oder mit dem Sammler derjenigen Elektrizität verbinden, welche der, im Körper des Kranken angehäuften, entgegengesetzt ist.

Soll der örtliche Reiz, welchen die Funken auf der Haut erregen, vermieden werden, so bedeckt die Stelle, aus welcher die Funken gezogen werden, mit einer Bleiplatte, oder sonst einem Metallblech.

Kleine, aber stechende und sehr empfindliche Funken werden hervor gebracht, wenn auf dem Drathe des Funkenziehers statt der metallnen eine Kugel von hartem Holze aufgeschraubt wird.

Wenn es die Umstände des Kranken verbieten, ihn auf den Isolirschemel zu bringen, so kann man vermittelst einer sehr einfahen Vorrichtung dem Kranken selbst im Bett Funken mittheilen.

An demjenigen Sammler nämlich, dessen Elektrizität benutzt werden soll, befestigt man die Leitungsschnur, welche mit dem Funkenzieher verbunden ist. Dieser muß aber alsdann an seinem gläsernen Handgriff gehalten, und jede Berührung der Schnur mit leitenden Körpern vermieden werden. Auf diese Weise können dem Kranken an jeder beliebigen Stelle Funken beigebracht werden.

Der einfache Funke wird meistens bei Lähmungen der Gliedmaßen angewendet. Unter diesen Umständen ist es zweckmäßig, die ersten Funken aus derjenigen Stelle zu ziehen, unterhalb welcher die Nerven des gelähmten Gliedes entspringen, und alsdann mit dem Funkenzieher den Lauf der Hautnerven bis zu ihrem Ende zu verfolgen.

Sollen sehr empfindliche Theile, z. B. die Zunge, die Augen, das innere Ohr, die Wirkungen der Funken empfinden, so bedient man sich, besonders im Anfange, sehr kleiner Kugeln, oder auch nur abgerundeter Dräthe.

Aus den geschlossenen Augenliedern nimmt man kleine Funken, und zugleich dann und wann aus dem obern und untern Rande der Augenhöhle, um den Ober- und Unterorbitalnerven zu treffen.

Sollen die Erschütterungen des einfachen Funken des innern Ohr treffen, so bringt man das oben beschriebene, kleine Instrument, nämlich den in einer Glasröhre eingeschlossenen Drath, in den Gehörgang, setzt den Kranken auf den Isolirschemel, und zieht alsdann die Funken aus dem, zum Haken umgebogenen, nach außen hervorstehendem Drathe.
Stärkere Funken können auch bei Gehörkrankheiten aus dem warzenförmigen Fortsatz (processus mastoideus) gezogen werden.

Der einfache Funke, besonders wenn man ihn allmälig verstärkt, leistet oft mehr, als die heftigsten Erschütterungsschläge. Er wirkt auf die Empfindung des

Kranken nicht so unangenehm, als die Erschütterungen, und man kann seine Anwendung schon aus diesem Grunde länger fortsetzen. Sind die Funken nicht allzustark, so kann man ohne Nachtheil funfzig bis hundert hinter einander schlagen lassen; doch, wie sich wohl von selbst versteht, nicht immer auf einer und derselben Stelle. Bei empfindlichen Theilen, z. B. dem Auge, muß man indessen vorsichtiger seyn.

Ich habe zwischen den beiden Elektrizitäten, als Funken angewendet, in ihren Wirkungen keinen, in die Augen fallenden Unterschied wahrnehmen können. Gewöhnlich fülle ich den isolirten Kranken mit Glaselektrizität an, und verbinde den Funkenzieher durch eine Leitungsschnur mit den Reibzeugen, wodurch eine Doppelströmung entsteht, und die, den Funken begleitende Erschütterung verstärkt wird.

Um den Hautreiz zu verstärken, wie man es in einigen Fällen beabsichtigt, habe ich, außer dem Einhüllen des zu behandelnden Theils in Flanell, noch ein anderes Mittel versucht, welches meinen Erwartungen vollkommen entsprach. Ich rieb mir nämlich eine Stelle der Haut mit einem fetten Oele ein, und bemerkte, daß an einer solchen Stelle die Funken weit schmerzlicher empfunden wurden, und eine weit stärkere Röthung der Haut hervorbrachten, als an anderen Stellen. Dies läßt sich wohl leicht erklären, wenn man erwägt, daß der Uebergang der Elektrizität in die Haut durch den Ueberzug von Oel, welches ein Nichtleiter ist, erschwert wird, und mithin eine größere Kraft nöthig ist, das Hinderniß zu überwinden.

Auch um gewisse äußere Mittel, z. B. zertheilende Salben, graue Quecksilbersalben u. dergl. eindringlicher zu machen, und ihre Resorbtion zu befördern, habe ich, und, wie es mir (zwar nur in zwei Fällen) schien, mit Erfolg, den elektrischen Hauch und den einfachen Funken angewendet.

Der Erschütterungsschlag.

Wenn zwischen zwei leitenden Körpern, welche einander eine große Oberfläche zukehren, eine dünne Schicht nicht leitenden Stoffes sich befindet, und man häuft in dem einen dieser Körper die eine Art der Elektrizität an, so sammelt sich in dem andern, wenn dies nicht durch Isolirung desselben unmöglich gemacht wird, die entgegengesetzte Art der Elektrizität an. Dadurch, daß die beiden Elektrizitäten mit ihrer anziehenden Kraft durch die dünne Schicht nichtleitenden Stoffes auf einander wirken, werden die beiden leitenden Körper fähig, eine weit größere Menge Elektrizität in sich aufzunehmen, als sonst.

Auch halten sie dieselbe gleichsam fest, so daß die einfache Berührung des einen oder des andern dieser Körper nur im Stande ist, sie eines kleinen Theils ihrer Ladung zu berauben. Dies geschieht aber plötzlich, und mit einem erschütternden Schlage, wenn durch einen, an seinen Enden abgerundeten Leiter beide Körper mit einander in Verbindung gesetzt werden; oder auch, wenn die Ladung bis zu dem Grade erhöht wird, daß die beiden Elektrizitäten den trennenden Widerstand des, zwischen ihnen befindlichen Nichtleiters zu überwinden, und durch denselben hindurch in einander überzuströmen vermögen.

Die sogenannte Leydener oder Kleistische Flasche oder Platte gründet sich, ihrer Einrichtung nach, auf jene Eigenschaft der Elektrizitäten. Zum medizinischen Gebrauch ist die Flasche der Platte vorzuziehen. Sie besteht aus einem Zuckerglase, welches sowohl auf der innern, als auf der äußern Fläche bis zu einer gewissen Höhe gegen die Oeffnung hin, mit dünngeschlagenem Zinn, (Stanniol) beklebt ist. Anderthalb Quadratschuß innere und äußere Belegung sind zum medizinischen Gebrauch von hinreichender, ja überflüßiger Stärke. Ein, etwas mehr, als ein Berliner Quart haltendes Zuckerglas, innen und außen bis etwa zwei Zoll vom obern Rande abwärts belegt, wird ohngefähr den angegebenen Flächeninhalt der Belegung erfordern.

Von der innern Belegung erhebt sich auf einem Drathe ein Metallknopf. An der äußern Belegung befindet sich ein Haken, um die Leitungsschnur daran befestigen zu können.

Um eine, so eingerichtete Flasche zu laden, setzt man den Knopf der innern Belegung mit dem einen oder andern Sammler der Maschine, je nachdem man die Flasche mit Glas- oder Reibzeugelektrizität laden will, in Verbindung, und sorgt alsdann dafür, daß die äußere Belegung der Flasche nicht isolirt, sondern mit leitenden Körpern oder mit dem Sammler der entgegengesetzten Elektrizität in Verbindung stehe.

Die Maschine wird nun in Bewegung gesetzt, bis die Flasche diejenige Ladung, welche sie ertragen kann, bekommen hat, Denn wenn man die Ladung höher steigert, so entladet sich die Flasche von selbst, indem entweder über den unbelegten Theil des Glases hin, die beiden Elektrizitäten durch einen Funken sich vereinigen, oder indem diese Vereinigung durch das Glas hindurch geschieht, wobei dieses durchbohrt wird.

Um die Flasche zu entladen, nähert man dem Knopfe der innern Belegung einen, mit der äußern in Verbindung gesetzten Leiter. Ist dieser Leiter an demjenigen Ende, welches dem Knopfe der innern Belegung nahe gebracht wird, zugespitzt, so entladet sich die Flasche unter der Erscheinung eines zischenden Strahlenbüschels; ist aber dieser Theil des Ausladens abgerundet, so entsteht, bei einem gewissen Grade der Annäherung, zwischen ihm und dem Knopfe der innern Belegung ein dichter, heller, knallender Funke.

Wird die Flasche, vermittelst eines Theils des menschlichen Körpers entladen, indem man z. B. zuerst die eine Hand an die äußere Belegung der Flasche andrückt, und dann mit dem Fingerknöchel der andern Hand dem Knopfe der innern Belegung sich nähert, so empfindet man im Augenblick der Entladung eine heftige, schmerzhafte Erschütterung, welche im angegebenen Falle die Arme und die Brust betrifft, und ganz besonders in den Hand- und Ellenbogen-Gelenken fühlbar ist.

Bilden mehrere Menschen, Hand in Hand, eine Kette, deren erstes Glied die äußere Belegung, das letzte aber den Knopf der Flasche berührt, so empfinden alle den Erschütterungsschlag. Doch diejenigen, welche die beiden Enden der Kette bilden, am stärksten, wahrscheinlich, weil sich die Strömungen auf einem längern Wege mehr ausbreiten und zerstreuen.

Da der menschliche Körper, vermöge seiner Feuchtigkeiten, ziemlich in allen seinen Theilen ein gleich guter Leiter ist, und die elektrische Strömung unter diesen Umständen stets den nächsten Weg wählt; so läßt sich die Richtung des Erschütterungsschlages durch denselben hindurch ziemlich genau bestimmen.

Ehe ich indessen die Anwendung des Erschütterungsschlages selbst genauer beschreibe, werde ich noch einiger Vorrichtungen an der Kleistischen Flasche erwähnen.

Das Ueberziehen des unbelegten Theils des Glases mit Firniß, ist im Ganzen nachtheilig, weil sich Staub und Schmutz leichter an diesem Ueberzug fest setzen, und derselbe auch nicht so bequem davon befreit werden kann, als das reine Glas.

Höchst wichtig für die medizinische Anwendung des Erschütterungsschlages ist eine Vorrichtung, nach ihrem Erfinder das Lanesche Elektrometer genannt.

Durch Hülfe dieses Elektrometers ist man im Stande, genau die Stärke des Schlages zu bestimmen, und zwar so, daß man eine beliebige Menge Schläge von ganz gleicher Stärke zu geben vermag.

Dem Knopfe der innern Bewegung gegenüber, erhebt sich ein, äußerlich an der Flasche befestigter Glasstab. Er trägt eine horizontalliegende, metallne Hülse oder Röhre, in welcher sich ein, dem Knopfe zugewendeter Streifen Messing hin und her schieben läßt. Dieser Streifen ist an seinem, dem Knopfe der innern Belegung zugewendeten Ende ebenfalls mit einem Knopfe, am entgegengesetzten aber mit einem Oehr, zum Einhängen der Leitungsschnur versehen. Auf dem Messingstreifen ist eine Eintheilung nach Zollen und Linien eingegraben, vermittelst welcher man, den Streifen Stand mit der Hülse vergleichend, die Entfernung der beiden Knöpfe genau ausmessen kann.

Will man sich jener Vorrichtung bedienen, so verbindet man die, von der beschriebenen Vorrichtung ausgehende Leitungsschnur mit dem einen Ende desjenigen Theils des Körpers, durch welchen man den Erschütterungsschlag leiten will, während man das andre Ende durch eine zweite Leitungsschnur mit der äußern Belegung in Verbindung setzt. Durch eine größere oder geringere Entfernung oder Annäherung des Elektrometerknopfes von oder zum Knopfe der inneren Belegung die Stärke des Schlages genau bestimmend, ladet man nun die Flasche bis zur Selbstentladung, d. h. bis ein Funke zwischen dem Kopf der innern Belegung und dem des Elektrometers sichtbar wird.

Es ist leicht einzusehen, wie sicher diese Vorrichtung ihren Zweck erreichen muß, und wie weder der Unterschied in der Wirksamkeit der Maschine, noch sonst irgend ein Umstand, den Grad der Trockenheit und Dichtigkeit der Luft etwa ausgenommen, eine Abweichung hervorbringen kann.

Durch ein Beispiel kann ich die Verfahrungsweise mit dem Laneschen Elektrometer leicht vollkommen deutlich machen.

Um den Erschütterungsschlag durch die ganze Länge des Arms gehen zu lassen, knüpft man die Leitungsschnur, welche vom Elrkteometer ausgeht, um das Schultergelenk, umwindet dagegen das Handgelenk mit der, von der äußern Belegung kommenden Leitungsschnur. Nach dieser Angabe wird es leicht seyn, dem Schlageine beliebige Richtung durch alle Theile des Körpers zu geben.

Man kann zwar auch die Stärke der Schläge einer elektrischen Flasche einigermaßen dadurch bestimmen, daß man die Umdrehungen der Scheibe zählt; allein dieses Verfahren ist wegen der, zu verschiedenen Zeiten höchst verschiedenen Wirksamkeit der Maschine höchst unvollkommen.

Auch ein, auf die Flasche befestigtes Goldblatt- oder Korkkügelchenelektrometer ist allzusehr mancherlei Abweichungen unterworfen.

Daher ist das Lanesche Elektrometer an einer, zum medizinischen Gebrauch bestimmten, elektrischen Flasche eigentlich durchaus unentbehrlich.

Stellt man den Knopf des Elektrometers dem Knopfe der innern Belegung sehr nahe, so entladet sich die Flasche in sehr kurzen Zwischenräumen, und diese, schnell hintereinander folgenden Entladungen bewirken in dem Theile, welchen sie treffen, eine ganz eigenthümliche Empfindung, einigermaßen derjenigen ähnlich, welche die andauernd geschlossene, galvanische Kette hervorbringt; besonders wenn man sich einer hinlänglich kräftigen Säule bedient.

Um schwache Erschütterungen sehr empfindlichen Theilen, z. B. den Augen bei geschlossenen Augenliedern, der Zunge, den warzenförmigen Fortsätzen beizubringen, bediene ich mich folgender Verfahrungsweise. Der, auf dem Isolirgestell sitzende Kranke wird durch eine Leitungsschnur mit der innern Belegung einer kleinen, am Konduktor der Maschine hängenden elektrischen Flasche verbunden. Diese Flasche habe ich mir aus einem kleinen, ohngefähr vier Unzen haltenden, sogenannten Zukkerglase ver[illegible].

Die Leitungsschnur wird ohngefähr im Genick oder in der Gegend der obersten Rückenwirbel befestigt. Mittelst eines kleinen Funkenziehers, welcher durch eine zweite Leitungsschnur mit der äußern Belegung derselben, kleinen Flasche in Verbindung steht, werden nun jene empfindliche Stellen, z. B. die Augen, die Zunge berührt. Sollen die Erschütterungen das innere Ohr treffen, so bringt man die oft erwähnte Glasröhre ins Ohr, und berührt mit dem kleinen Funkenzieher den hervorragenden Haken.

Die Maschine wird bei diesem Verfahren andauernd in Bewegung erhalten. In je kürzern Zwischenzeiten man dem Funkenzieher nähert, je kleiner und schwächer werden die Erschütterungen.

Die Anwendung der Erschütterungsschläge muß stets nur dann statt finden, wenn man von den andern Methoden, die Elektrizität anzuwenden, durchaus keine Wirksamkeit beobachtet. Diese Schläge sind immer für den Kranken höchst unangenehm, und können selbst nachtheilig werden. Auch kann man mit denselben, aus Unbekanntschaft mit dem Grade der Empfindlichkeit einzelner Personen, leicht zu viel thun.

So ist es wohl denkbar, daß das schwache Leben eines gelähmten Theils durch starke, elektrische Schläge zum völligen Erlöschen gebracht werden kann.

Daher sind denn wenigstens höchst schwache Schläge zum Anfange zu versuchen. Man thut besser, das durch die Menge zu ersetzen, was den einzelnen Schlägen an Kraft abgeht. Dazu dient nun vor Allen des Lanesche

Elektrometer; doch muß ich bei dieser Gelegenheit bemerken, daß einige Aufmerksamkeit nöthig ist, wenn kleine Erschütterungen aus der elektrischen Flasche, besonders vermittelst des Laneschen Elektrometers gelingen sollen. Befinden sich nämlich im Schlagkreise kleine, nichtleitende Unterbrechungen, so ist eine geringe elektrische Spannung nicht vermögend, diese zu überwinden. Wenn daher z. B. die Leitungsschnuren nicht unmittelbar die Haut berühren, sondern durch nichtleitende Kleidungsstücke davon getrennt werden, so kann eine schwache Ladung der Flasche diese Hindernisse nicht überwinden.

Dieser Umstand hat dieselbe Wirkung, als, wenn der Knopf des Elektrometers weiter von dem Knopfe der innern Belegung entfernt worden wäre. Die Selbstentladung nämlich erfolgt später, und der Erschütterungs-Schlag geräth stärker, als man ihn beabsichtigte.

Bringt man dagegen die Leitungsschnuren mit der Haut in unmittelbare Berührung, so entsteht eine andre Unbequemlichkeit dadurch, daß an der Stelle, wo die Schnur zunächst die Haut berührt, bei jedem Schlage ein Funke sich bildet, welcher endlich bei öfterer Wiederholung der Schläge sehr schmerzlich wird, und, selbst bei schwachen Schlägen, Bläschen und kleine Geschwüre verursacht. Deshalb ist es zweckmäßig, an solchen Stellen, die Haut berührende, flach anliegende Bleiplatten zu befestigen, welche an ihrer äußern Fläche mit einem Oehr versehen sind, um die Leitungsschnuren daran zu befestigen. Auf diese Weise gehen die elektrischen Strömungen ungehindert, und nicht in einem Punkte, sondern vertheilt, in die Haut und den Körper über. Die

Stärke der Erschütterungen wird dadurch nicht im Geringsten beeinträchtigt.

Durch die elektrische Flasche kann aber endlich noch ein örtlicher kräftiger Hautreiz hervorgebracht werden. Zu dem Ende streicht man mit dem Knopfe einer geladenen Flasche von beträchtlicher Größe auf der Haut hin und wieder; doch so, daß kein Erschütterungsschlag entstehen kann; welches am besten vertheilet wird, wenn man den Kranken isolirt, und ihn weiter nicht, als nur mit dem Knopfe der Flasche berührt.

Sie entladet sich unter diesen Umständen keinesweges auf einmal, sondern giebt nnr eine Menge kleiner, heftig stechender Funken, welche, andauernd angewendet, eine bedeutende Röthung der Haut hervorbringen.

Schon früher habe ich bemerkt, daß Erschütterungen, welche zarte und sehr nervenreiche Gebilde treffen sollen, nur schwach seyn dürfen. Die Behandlung solcher einzelnen und besonders kleinern Theile erfordert bisweilen gewisse, kleine Kunstgriffe, welche man sich zum Theil selbst erfinden muß.

Um z. B. einem oder dem andern Zahne Erschütterungen beizubringen, welche sich, nach Entfernung des Entzündlichen in reumatischen Zahnschmerzen bisweilen sehr hülfreich beweisen, habe ich mich folgender Verfahrungsweise bedient.

Ich knüpfe das Ende der, vom Laneschen Elektrometer ausgehenden Leitungsschnur an einen spitzen, etwas gekrümmten, und mit einer gläsernen Handhabe versehenen Drath. Diesen Drath führt sich der Kranke selbst, ihn am gläsernen Handgriff haltend, mit seinem zugespitzten Ende an oder in den leidenden Zahn. Die Leitungsschnur hingegen, welche von der äußern Belegung ausgeht, bringe ich mit dem Nacken oder dem warzenförmigen Fortsatz hinter dem Ohr der leidenden Seite in Berührung, und stelle nun die Kugel des Elektrometers dem Knopfe der inneren Belegung so nahe, daß bei Selbstentladungen der Flasche nur schwache Erschütterungen erfolgen können.

Doch muß ich bei dieser Gelegenheit warnen, mit der Elektrizität bei Zahnschmerzen sehr vorsichtig zu seyn. Gehen nämlich diese quälenden Schmerzen, was eben nicht selten ist, von einer Entzündung der Beinhaut der Zahnwurzel aus, so werden sie durch elektrische Erschütterungen ungemein vermehrt.

Allgemeine Bemerkungen über die Anwendung der Elektrizität.

Im Allgemeinen kann es als Regel gelten, stets mit den schwächsten Methoden anfangen, und allmälig zu stärkern überzugehen.

So wie die Empfänglichkeit für Reize und Einwirkungen jeder Art bei einzelnen Individuen ist; ja, wie es Reize giebt, von welchen einige Individuen sehr heftig, andre wenig oder gar nicht erregt werden; so findet man bei der Anwendung der Elektrizität als Heilmittel, Personen, welche die stärksten Grade derselben leicht ertragen, indessen Andre schon die elektrische Athmosphäre unangenehm empfinden.

Nicht immer läßt sich das Letztere aus einer allgemein sensibeln Beschaffenheit des Individuums folgern. Mir sind selbst sehr kräftige Naturen bekannt, welche von Reitzen anderer Art wenig erregt werden, und dennoch gegen die elektrischen Einflüsse höchst empfindlich sind.

In der Regel werden die Einwirkungen der, durch Reibung erzeugten Elektrizität leichter ertragen, als die der galvanischen Elektrizität. Doch kenne ich eine Person, welche gegen die Einwirkungen der durch Reibung erzeugten Elektrizität höchst empfindlich ist, auf welchen hingegen die stärksten Schläge einer sehr wirksamen Batterie von sechzig Plattenpaaren nur sehr wenig wirkt. An mir selbst aber beobachte ich den umgekehrten Fall.

Bei syphilitischen Krankheiten soll die Elektrizität nachtheilig wirken; doch kann ich darüber nicht aus eigner Erfahrung urtheilen. So viel ist indessen gewiß, daß Personen, welche viel Quecksilber genommen haben, eine Zeit lang sehr empfindlich gegen elektrische Einwirkungen sind. Dieses kann man jedoch wohl kaum von dem, im Körper vertheilten Metalle ableiten; eher läßt sich diese Empfindlichkeit aus den Wirkungen jenes Mittels auf die Haut und das Nervensystem erklären, denn Jedermann weiß, wie sehr überhaupt die Empfindlichkeit der Haut und des Nervensystems durch andauernden Gebrauch des Quecksilbers gesteigert wird.

Hunter führt einen Fall an, wo die Elektrizität erst alsdann vortheilhaft auf einen gelähmten Theil wirkte, nachdem der Kranke eine Zeit lang Quecksilbermittel genommen hatte.

Wegen dieser verschiedenen Grade der Empfindlichkeit bei einzelnen Individuen ist es rathsam, immer zuerst einen Versuch mit dem elektrischen Bade, und, bei dieser Gelegenheit, mit der Entlockung einiger kleiner Funken zu machen, ehe man zu kräftigern Methoden übergeht.

Die Erschütterungsschläge verspare man stets bis zuletzt, und wende sich auch denn nur bei torpiden Konstitutionen, und in lähmungsartigen Zuständen.

Ueberhaupt gehören Nervenkrankheiten, und unter diesen besonders Lähmungen, recht eigentlich zu denjenigen Abweichungen vom gesunden Zustande, in welchem sich, nach den bisherigen Erfahrungen, die Elektrizität vorzüglich wirksam bewiesen hat.

Ueber die Wirkungen, welche die Elektrizität im menschlichen Körper hervorbringt.

Diejenigen Wirkungen der Elektrizität, welche vom Kranken selbst empfunden werden, habe ich bereits bei den einzelnen Anwendungsarten ziemlich weitläuftig angeführt. Es kann also hier nur von solchen Wirkungen die Rede seyn, welche theils nur von andern wahrgenommen werden, theils mittelbare Erfolge des Einflusses der Elektrizität auf den belebten, gesunden oder kranken Körper sind.

Ich führe sie besonders deswegen in vorliegender Abhandlung mit an, weil sich dabei füglich gewisse Modifikationen des Verfahrens angeben, und deutlich machen lassen. Auch dienen sie vorzüglich zur Bestätigung der Heilkräfte der Elektrizität, und deuten zugleich die, einzelnen Fällen entsprechenden Anwendungsarten an.

Dergleichen angenommene, oder durch die Erfahrung bestätigte Wirkungen sind: die Beschleunigung des Pulsschlages, die Beförderung des Umlaufs in den feinern Gefäßen, und die Vermehrung der Hautausdünstung, oder anderer Ab- und Aussonderungen.

Man hat sich bisweilen von den Wirkungen der Elektrizität auf den belebten Körper so grobe, mechanische oder physikalische Vorstellungen gemacht, daß sie schon deshalb eine genauere und unbefangenere Untersuchung verdienen.

Man hat lange geglaubt, und manche Physiker glauben es noch, daß die bloße Anfüllung des menschlichen Körpers mit der einen oder andern Art der Elektrizität die Zahl der Pulsschläge vermehre, und zugleich den Puls voller mache. Im Ganzen ist sogar, wie Kühn darthut, die Mehrzahl derjenigen, welche sich mit der medizinischen Elektrizität beschäftigt haben, für diese Meinung gestimmet gewesen. Man nahm an, es werde die Blutmasse durch das Hinzukommen des feinen, nach Ausdehnung strebenden, elektrischen Fluidums gleichsam expandirt.

Es ist allerdings sehr wichtig, über diesen Gegenstand zur Gewißheit zu gelangen; denn wenn eine solche Beschleunigung des Pulses, eine solche Expansion des Blutes Thatsache wäre, so würde eine, lange fortgesetzte Anfüllung des menschliche Körpers mit Elektrizität theils schädlich werden können, theils würde sie aber auch ein lange gesuchtes, und bei gehöriger Aufmerksamkeit unschädliches Mittel an die Hand geben, ein, in vielen Fällen so heilsames, künstliches Gefäßfieber zu erregen.

Allein, ich glaube mich durch genaue Versuche überzeugt zu haben, daß die bloße Anfüllung mit Elektrizität weder den Puls zu beschleunigen, noch ihn voller zu machen vermöge; und daß, in den Fällen, wo diese Erscheinungen beobachtet worden sind, andre Ursachen statt gefunden haben.

So erregen die wunderbaren Wirkungen der elektrischen Kräfte, und der Anblick der, dem Laien räthselhaften und geheimnißvollen Maschine bei Personen, welchen dieses Alles noch fremd ist, Erstaunen und Furcht; und diese Gemüthsbewegungen sind es dann eigentlich, welche den Puls beschleunigen. Ferner kann man nicht ableugnen, daß, wie ich bereits früher angeführt, bei einigen Menschen eine gewisse Idiosynkrasie gegen elektrische Einwirkungen überhaupt statt finde. Auch bei diesen wird der Pulsschlag beschleunigt; doch habe ich gefunden, daß er unter solchen Umständen nicht größer und voller, sondern vielmehr kleiner und schwächer ward, in Folge der ängstlichen Empfindungen, welche bei solchen Menschen durch die elektrischen Einflüsse geweckt werden. Sie pflegen auch dieselben Empfindungen zu haben, wenn elektrische Spannung in der Athmosphäre statt findet, und es giebt Menschen, welche bei einem aufsteigenden Gewitter Durchfall bekommen.

Dieser ist nicht immer, wie das allerdings bisweilen der Fall seyn mag, eine Folge der blos gemüthlichen Furcht vor den Schrecknissen der zu erwartenden, erhabnen schönen Naturerscheinung, sondern geht offenbar von einer Affection der Unterleibsnerven aus.

Bei solchen Personen hingegen, welche mit den Wirkungen der Elektrizität schon mehr vertraut, und von einer Idiosynkrasie gegen dieselbe frei waren, habe ich nie eine Beschleunigung des Pulsschlages, oder sonst eine Veränderung desselben wahrnehmen können, sobald ich jede schmerzhafte Einwirkung vermied, und sie blos mit Elektrizität anfüllte. Wendet man hingegen die Elektrizität auf eine schmerzhafte Weise, oder so an, daß sie Zuckungen in den Muskeln erregt, wie es z. B. der stärkere, einfache Funke oder der Schlag aus der Flasche thut; dann bemerkt man allerdings eine Beschleunigung und ein Vollwerden des Pulses. Allein es ist auch leicht einzusehen, daß sich diese Erscheinungen von der schmerzhaften Aufregung des Nervensystems ableiten lassen, und keinesweges als unmittelbare Wirkungen der Elektrizität anzusehen sind.

So wird, bei nur einigermaßen starken Erschütterungsschlägen auch das Athmen gestört, indem die Erschütterung selbst eines jedesmalige plötzliche Exspiration bewirkt, weshalb denn schon aus dieser Ursache eine Veränderung im Blutumlaufe erfolgen muß.

Man hat ferner einen Unterschied zwischen den Wirkungen der beiden Elektrizitäten in dieser Hinsicht bemerken wollen, und angenommen, daß, so wie die Anfüllung mit Glaselektrizität den Pulsschlag beschleunigt, die Reibzeugelektrizität ihn langsamer mache.

Allein auch diese Eigenthümlichkeit hat mir die genaueste Beobachtung nicht bestätigt.

Da überhaupt bei der Anfüllung des Körpers mit Elektrizität, einer Methode, welcher man nach der Erfahrung nicht alle Wirksamkeit absprechen kann, diese Wirksamkeit nur aus der gelinden Strömung erklärt werden kann, durch welche die angehäufte Elektrizität mit den Umgebungen sich ins Gleichgewicht zu setzen strebt; so ergiebt sich schon daraus, daß ein solcher Unterschied kaum bemerkt werden kann.

Anders verhält es sich mit den elektrischen Strömungen der galvanischen Säule, wo allerdings ein großer Unterschied zwischen den Wirkungen der beiden Pole statt findet.

Die zweite Hauptwirkung, welche man der Elektrizität, schon als Bad angewendet zuschrieb, ist die Beschleunigung des Umfangs in den kleinern Gefäßen. Man ist zu ihrer Voraussetzung durch eine, rein nach physikalischen Gesetzen zu erklärende Erfahrung gekommen. Wenn man in dem Boden eines kleinen, metallenen Gefäßes, ein oder mehrere Haarröhrchen befestigt, und alsdann das Gefäß mit Wasser füllt, so läuft diese Flüssigkeit höchstens tropfenweise durch jene Röhrchen. Hängt man dagegen ein solches Gefäß an den Konduktor der Maschine, so daß es mit der einen oder andern Art der Elektrizität erfüllt wird, so fließt das Wasser in dünnen Strömen hindurch, welche, wenn mehrere Haarröhrchen neben einander stehen, sich gegenseitig abstoßen, und deshalb von einander divergiren.

Man sieht leicht ein, daß hier die Bestrebung der angehäuften Elektrizität, in nahe gelegene Körper ausströmen, die Ursache dieser unterhaltenden Erscheinung ist; daß die bewegliche Flüssigkeit, von den Umgebungen angezogen, diesem Zuge folgt, und deshalb die Haarröhrchen in einem rascheren Strome durchläuft. Das Abstoßen der Strahlen unter einander geschieht aus denselben Ursachen, aus welchen die Korkkügelchen eines Elektrometers auseinander weichen. Aus diesen Ursachen könnte eine Beschleunigung des Umlaufs der Säfte in den feinern Gefäßen nur dann durch die Anfüllung mit Elektrizität bewirkt werden, wenn die, in diesen Gefäßen enthaltenen Flüssigkeiten aus dem, mit Elektrizität gefüllten Körper heraus, und nach nahe gelegenen, leitenden Körpern, von den letzteren angezogen, hinströmten. Dies geschieht auch wirklich, wenn ein Aderlaß auf dem Isolirgestell, und bei, in Bewegung erhaltener Maschine, vorgenommen wird. Das Blut springt unter diesen Umständen mit weit größerer Gewalt und Schnelligkeit aus der Ader; eine Erscheinung, welche gewiß dazu beigetragen hat, die Meinung von der Beschleunigung des Umlaufs überhaupt durch die Elektrizität zu unterstützen.

Innerhalb des Körpers aber ist eine Beschleunigung des Umlaufs auf die Art, wie sie bei den Haarröhrchen im angeführten Experiment bewirkt wird, nicht denkbar, und überhaupt auch durch die Erfahrung bisher noch keinesweges erwiesen.

Wird indessen die Elektrizität auf eine solche Art angewendet, daß sie einen örtlichen, empfindbaren Reitz, eine Zuckung oder Erschütterung bewirkt: so kann sie allerdings, jedoch immer nur mittelbar, stockende Säfte in den feinern Gefäßen in Bewegung setzen, ja sie kann die Resorbtion überhaupt, und selbst die Aufsaugung ausgetretener Stoffe befördern, wie es selbst eine mechanische Erschütterung thut.

Drittens soll die bloße Anfüllung des menschlichen Körpers mit Elektrizität eine vermehrte Ausdünstung bewirken.

Genaue Versuche haben mich gelehrt, daß diese Meinung oder Voraussetzung allerdings nicht ganz ungegründet sey. Allein man darf daraus nicht folgern, daß eine solche Vermehrung der Ausdünstung von irgend einem heilsamen Einfluß auf den menschlichen Körper

per

per seyn kenn: denn sie geht allein von mechanischen Ursachen aus.

Eine Ausdünstung nämlich, welche als eine heilsame Erscheinung zu betrachten seyn soll, muß von einer, entweder durch die Naturkraft selbst, oder durch Mittel erregten Lebensthätigkeit des Gefäßsystems und der Haut ausgehen. Auf eine solche Weise wirkt aber die bloße Anfüllung mit Elektrizität keineswegs.

Folgendes Experiment, welches ich öfter wiederholt habe, wird die Sache deutlicher machen. Ich näherte die Fläche eines Spiegels, (seine Temperatur war der des Zimmers gleich), dem entblößten Oberarme eines jungen Mannes auf eine Weite von einem Fuß. Seine Ausdünstung vermochte nicht, den Spiegel zu trüben. Nachdem ich ihn aber auf das Isolirgestell gebracht, und mit Glaselektrizität gefüllt hatte, belegte sich der, auf dieselbe Weite genäherte Spiegel mit einem feuchten Hauche, obgleich die Temperatur des Zimmers unverändert geblieben war. Der Erfolg dieses Verfahrens blieb derselbe, wenn ich auch andre Personen dazu wählte.

Die Ursachen dieser Erscheinung lassen sich ziemlich leicht auffinden. So wie nähmlich die Flüssigkeit, womit man eine, den elektrischen Hauch ausströmende Spitze befeuchtet hat, durch die elektrische Strömung mit fortgerissen, uud zu nahe gelegenen Körpern übergeführt wird, so geschieht hier dasselbe mit den Feuchtigkeiten der Haut.

Mithin läßt sich von einer, auf solche Weise beförderten Hautausdünstung wohl kaum eine heilkräftige Wirkung erwarten; wenigstens darf man nicht dadurch eine kritische Bewegung der Natur nachzuahmen hoffen.

Auch andre Ab- und Aussonderungen sollen durch die Anfüllung mit Elektrizität befördert werden; besonders die Speichel- und Urinabsonderung. Aus eigner Erfahrung kann ich darüber nichts bestimmen. Indessen ist nicht zu leugnen, daß eine gelinde, unmerkliche Strömung allerdings auf gewisse Absonderungen wirken kann. So lehrt die Erfahrung, daß eine solche unmerkliche Strömung, durch die Sakralnervengeflechte geleitet, stockende Katamenien in Gang bringt.

Kühn führt an, daß die Elektrizität bei manchen Personen sogar die Leibesöffnung befördert habe. Doch mag bei diesen Personen wohl die, von mir bereits oben erwähnte Idiosynkrasie gegen elektrische Einflüsse statt gefunden haben.

Aus Allem, was ich bisher über die bloße Anfüllung des menschlichen Körpers mit Elektrizität gesagt habe, scheint auf den ersten Anblick hervorzugehen, daß überhaupt diese Methode unwirksam sey, und mithin füglich unangewendet bleiben könne. Allein man darf nicht vergessen, daß hier nur davon die Rede seyn kann, dem Glauben an eine spezifische Wirkung der Elektrizität zu widersprechen; daß es ferner bei der Wirkung der Elektrizität überhaupt auf den eigenthümlichen Grad und die individuellen Modifikationen der Sensibilität bei einzelnen Menschen ankomme. Deshalb muß man, wie auch Kühn sehr richtig bemerkt, immer den Anfang der Behandlung mit der Anfüllung oder dem elektrischen Bade machen, um zu erfahren, in wie weit einzelne Kranke gegen die elektrische Einwirkung empfindlich sind. Denn wenn eine große Empfindlichkeit vorhanden ist, so kann schon dies milde Verfahren höchst wirksam seyn.

Allein die Vorstellung, vermöge welcher schon das elektrische Fluidum an und für sich, als ein Stoff betrachtet wird, dessen Hinzukommen zu den Bestandtheilen des menschlichen Körpers, ohne Beziehung auf das Empfindungsvermögen, eine gewisse, und unter allen Umständen bemerkbare Wirkung haben soll, ist gewiß nicht der Wahrheit gemäß.

Diese Bemerkung führt ganz ungezwungen auf die Untersuchung einer andern Vorstellung, welche man sich bisweilen von der Wirkung der Elektrizität gemacht hat. Da nämlich die Art und Weise, wie der Wille, vermittelst des Nervensystems auf die Bewegungsorgane wirkt, große Aehnlichkeit mit der Wirkungen der Elektrizität hat; da ferner in denjenigen Muskeln, welche einer plötzlichen, elektrischen Strömung ausgesetzt werden, sowohl bei lebenden Menschen, als auch noch eine kurze Zeit nach dem Tode, Bewegungen und Zuckungen entstehen, so hielt man das elektrische Fluidum für das Substrat der Nervenkraft, und glaubte daher, daß eine künstliche Elektrizität dieses Substrat, wo es etwa im Körper fehle oder erschöpft sey, ersetzen könne. Allein, einmal lassen sich die Wirkungen des Willens durch das Nervensystem auf die Bewegungsorgane keinesweges durch die Elektrizität allein genügend erklären, obgleich nicht zu leugnen ist, daß einige Analogie allerdings statt finde; und dann lehrt auch die Erfahrung, daß, so lange noch in den Muskeln die, ihnen eigenthümliche Reitzbarkeit vorhanden ist, auch andre Reitze, selbst mechanische, Zuckungen hervorzubringen im Stande sind. Daß die elektrischen Strömungen auch dann noch jene Wirkungen hervorbringen, wenn die Reaktionsfähigkeit der

Muskeln gegen mechanische Reitze bereits erloschen ist, läßt sich leicht daraus erklären, daß die elektrischen Strömungen die ganze Substanz jener Gebilde zu durchdringen vermögen, während ein mechanscher Reiz nur die Oberfläche oder einzelne Stellen trifft.

Wäre die Elektrizität das Substrat jener, durchaus unerklärbaren Nervenkraft, so müßte schon die bloße Anfüllung des Körpers mit diesem Fluidum höchst wirksam seyn. Allein nur die Strömung desselben scheint bisweilen den Willensreitz in den willkührlichen Muskeln sowohl, als in den unwillkührlichen, nachzuahmen, und daraus möchte ich folgern, daß man die elektrische Strömung nur als einen äußern Reitz für die Muskeln ansehen könne, welcher aber nothwendig eine lebendige Reitzbarkeit in ihnen voraussetzt.

Allein die Elektrizität weckt, der Erfahrung zufolge, in vollkommen gelähmten Theilen allmälig die Reitzbarkeit, und dies könnte als ein Gegenbeweis meiner Ansicht gelten. Doch möchten wohl solchen gelähmten Theilen, nur, weil sie durch Erlöschung der Verrichtungen in den, ihnen zugehörigen Nerven außer Zusammenhang mit dem allgemeinen Gefühl gekommen sind, keinesweges alle Reitzbarkeit abzusprechen seyn. Man hat auch allerdings beobachtet, daß in vollkommen gelähmten, d. h. nicht nur der Bewegung, sondern auch der Empfindung beraubten Gliedern, sowohl starke, einfache Funken, als auch Erschütterungsschläge stets Zuckungen in den Muskeln hervorgebracht haben, zum Beweis, daß es diesen Theilen nicht an Reitzbarkeit, wohl aber an dem natürlichen Reitz des Nerveneinflusses gefehlt habe.

Kühn führt nur als Ausnahme einen einzigen Fall unter hundert und funfzig an, wo diese Zuckungen in einem gelähmten Gliede durch die stärksten Erschütterungen nicht konnten hervorgebracht werden. Doch waren sie wahrscheinlich im Anfange nur unmerklich, denn sie stellten sich bei andauernder Anwendung der Elektrizität ein, und der Kranke ward vollkommen geheilt.

Mir sind manche Fälle vorgekommen, wo ich im Anfange der Behandlung in vollkommen gelähmten Gliedern nur höchst schwache Zuckungen bemerken konnte, obgleich ich bisweilen ziemlich heftige Erschütterungsschläge versuchte. Bei einem zweijährigen Knaben, dessen linker Fuß aus unbekannten Ursachen bereits seit länger als einem Jahre aller Empfindung und Bewegung beraubt war, äußerte sich im Anfange der Behandlung, selbst wenn ich kräftige Erschütterungsschläge anwendete, nicht eine Spur von Empfindung oder Bewegung. Der gelähmte Fuß war kälter, als der gesunde, und die erste Veränderung, welche ich wahrnehmen konnte, war eine Zunahme der Wärme. Allmälig verschwand auch die Welkheit der Haut und der Muskeln, und die Wärme erreichte nun schon den natürlichen Grad. Die Elektrizität wirkte also zuvörderst erregend auf den Blutumlauf des gelähmten Theils. Späterhin äußerte das Kind einige Empfindung während des Elektrisirens, welche allmälig zunahm, zum Beweise, daß nun auch die Sensibilität des kranken Theils angeregt ward. Bis dahin hatte ich mich auf die Anwendung des einfachen Funken eingeschränkt, jetzt machte ich Gebrauch von kleinen, rasch hintereinander folgenden Erschütterungsschlägen, und nun erwachte auch die Reitzbarkeit des Theils, die Muskeln zuckten bei jedem Schlage, und fingen nun auch an, dem Willen zu gehorchen. Die willkührlichen Bewegungen zeigten sich zuerst im Hüftgelenk, späterhin im Knie, und zuletzt im Unterfuß.

Auf diese Weise pflegt die Heilung in allen gelähmten Gliedmaßen beim Gebrauch der Elektrizität einzutreten.

Daß die Elektrizität, als Funken oder Schlag angewendet, stets mehr nur als ein belebender Reitz wirke, welcher eine innere, lebendige Empfänglichkeit voraussetzt, ergiebt sich schon daraus, daß die erste Wirkung, welche man bei ihrer Anwendung in gelähmten Theilen bemerkt, in einer Anregung der Reproduktion besteht, daß alsdann die Sensibilität, und erst zuletzt die Reitzbarkeit erwacht. Wäre sie ein Substrat der Nervenkraft, so müßte zuerst die Sensibilität und Reitzbarkeit erwachen.

Es giebt Lähmungen, welche, ihrem innern Wesen nach, mehr den tonischen Krämpfen zu gehören. Bei diesen verharrt das Glied in einer gebogenen Stellung, weil in den meisten Fällen die Beugemuskeln kontrahirt sind. Bei diesen Lähmungen muß man sich hüthen, die elektrischen Funken und Erschütterungen auf die erstarrten Beugemuskeln anzuwenden, sondern die Anwendung derselben allein auf die erschlafften Extensoren beschränken.

Die Anwendung des einfachen Funken wird in neuern Zeiten, und mit Recht, den Erschütterungsschlägen vorgezogen. Es ist auch allerdings wahr, daß heftige Erschütterungsschläge zwar im Anfange eine baldigere Besserung herbeiführen, welche aber bald wieder nachläßt. Auch folgen ihnen bisweilen heftige, andauernde Schmerzen in den behandelten Theilen, oder ein allgemeines Uebelbefinden, auch wohl Schlaflosigkeit. Selbst lähmend kann ein allzuheftiger Erschütterungsschlag wirken, besonders, wenn er geschwächte Theile trifft.

Die Wirkung der einfachen Funken hingegen ist weniger schmerzhaft und dennoch, wenn man sich einer hinlänglich kräftigen Maschine bedient, mit einem gewissen Grade der Erschütterung verbunden. Bei Lähmungen tritt unter ihrer Anwendung die Besserung zwar langsamer, aber desto sicherer ein.

Im Ganzen scheint mir folgende Vorstellung von der Wirkung der Elektrizität als Heilmittel die meiste Wahrscheinlichkeit für sich zu habeu.

Die Elektrizität wirkt auf den menschlichen Körper überhaupt nur, wenn sie sich in Bewegung befindet; nämlich als einfache und doppelte Strömung. Unter solchen Umständen wirkt sie als ein Reitz. Der Begriff eines Reitzes aber supponirt schon eine lebendige Reitzbarkeit, ohne welche eine Reitzung nicht denkbar ist.

Der elektrische Reitz unterscheidet sich von andern Reitzen durch seine Feinheit und Eindringlichkeit, und kann vermöge dieser Eigenschaften den innersten Theilen und Organen beigebracht werden. Er läßt sich ferner, durch unzähliche Grade hindurch, von der leisen, unfühlbaren Strömung bis zum tödtenden Blitzschlage steigern, und sonst noch auf mannigfaltige Weise modifiziren.

Er wirkt auf die gesammte Lebenskraft überhaupt, nicht ausschließlich auf eine einzelne Richtung derselben, noch auf ein einzelnes System. Man beobachtet freilich, daß er am wirksamsten ist, wenn er zunächst das Nervensystem in Anspruch nimmt, d. h., wenn er irgend eine Empfindung oder Schmerz hervorbringt. Doch kann man denjenigen Methoden, welche weder Schmerz noch sonst eine Empfindung erregen, keinesweges die Wirksamkeit absprechen. Dies beweißt der Erfolg, mit welchem die unmerkliche Strömung bei stockendem Menstrualfluß angewendet wird.

Der Reitz der elektrischen Strömung steigert die Reitzbarkeit der Muskeln. Wenn sie bereits so geschwächt sind, daß sie gegen den Willensreitz nicht mehr reagiren, so regt er sie als ein neues und ungewohntes Inzitament zu Aktionen auf, welche als unwillkührliche Zuckungen erscheinen.

Aber durch jene erzwungenen Aktionen der Muskeln, welche im Anfange fast unmerklich sind, und mehr in einer innerlichen Bewegung bestehen mögen, wird auch der Umlauf der Säfte in ihnen selbst und in den nahe gelegenen Theilen befördert, und zugleich ein schneller Umtausch, und eine raschere Konsumtion der Stoffe vermittelt. In so fern kann man also auch sagen, daß der Reitz der elektrischen Strömung die Ernährung eines kranken Theiles in Gang bringe.

Endlich wirkt dieser Reitz, indem er die Haut äusserlich, und bisweilen schmerzhaft genug affizirt, in gewissen Fällen als ein antagonistisches, ableitendes Mittel,

Daher wäre es wohl zu wünschen, daß ein Mittel. welches aus einem richtigen und vorurtheilsfreien Gesichtspunkte betrachtet, so viel verspricht; und auch, der Erfahrung zufolge, in nicht wenigen Fällen so viel geleistet hat, ofter als bisher, angewendet, und überhaupt einer größern Aufmerksamkeit gewürdigt werden möchte.

Man hat die Wirkungen dieses Mittels so ganz in seiner Gewalt, man kann, wenn man nur einigermaßen mit seiner Handhabung vertraut ist, den Grad seiner Wirkungen, und die Richtung derselben so genau bestimmen, als fast bei keinem andern Mittel; und überdieß ist seine Anwendung, bei geringer Vorsicht, so durchaus gefahrlos, und frei von übeln Nebenwirkungen und Folgen.

Zu bedauern ist es allerdings, daß sein Gebrauch in der Privatpraxis mit mancherlei Schwierigkeiten verbunden ist, unter denen die beschwerliche Fortschaffung einer wirksamen, und deshalb größeren Maschine oben an steht. Aber desto öfter könnte es in Krankenhäusern angewendet werden. Auch würde in größeren Städten die Einrichtung einer Anstalt ausführbar seyn, bei welcher ein, mit dem Technischen und Mechanischen des Gegenstandes vertrauter Physiker die Elektrizität nach der Bestimmung der Aerzte auf einzelne Kranke anwendete; um so mehr, da bei denjenigen, meist chronischen Fällen, in welchen die Elektrizität Hülfe verspricht, die Kranken durch den Transport nicht leicht Schaden leiden.

Und endlich ist der Gegenstand meiner Abhandlung doch im Ganzen ein noch sehr wenig bearbeitetes Feld. Es lassen sich noch viel und mancherlei Abänderungen und Modifikationen des bisher üblichen, und größtentheils von mir angegebenen Verfahrens bei der Anwendung der Elektrizität denken und auffinden, wozu ein häufigerer Gebrauch dieses Mittels, die beste Gelegenheit an die Hand geben würde.

Von der Anwendung der Elektrizität in einzelnen Krankheiten.

Schon früher habe ich angeführt, daß in Nervenkrankheiten vorzüglich Hülfe von der Elektrizität zu erwarten sey, und zwar besonders in solchen, bei welchem ein Mangel der Nententhätigkeit zum Grunde zu liegen scheint. Aber auch in andern Arten von Uebeln hat sich dieses Mittel, wie uns manche Erfahrungen lehren, hülfreich bewiesen.

Lähmungen.

Offenbar hat man die meisten Beispiele von, durch die Elektrizität geheilten Lähmungen. Selbst sehr alte Lähmungen hat man diesem Mittel weichen gesehen; und auch in hoffnungslosen Fällen ist wenigstens einige Besserung nach andauerndem Gebrauch desselben erfolgt. Von nachtheiligen Wirkungen ist mir nichts bekannt.

Man hat die Elektrizität angewendet in Lähmungen nach Schlagflüssen, in gichtischen Lähmungen, und in solchen, welche der Bleykolik, oder überhaupt einer jeden, vom Rückenmark ausgehenden Kolik (colica rhachialgica) zu folgen pflegen. Hierher gehört auch die Schwäche, das Zittern der, mit Quecksilber arbeitenden Vergolder (de Haen). Kühn bemerkt, daß der gleichzeitige Gebrauch auslehrender Mittel die Wirkung der Elektrizität trefflich unterstützt habe.

Die Behandlung der Lähmung besteht in einer Anwendung aller Methoden. Man beginnt mit dem elektrischen Bade, mit der Anfüllung des isolirten Kranken, und erprobt dabei den Grad seiner Empfindlichkeit.

Dann läßt man die unmerkliche Strömung durch die gelähmten Theile hindurch, folgen, womit man bald den elektrischen Hauch verbinden kann. Zu dem Ende isolirt man den Kranken, und setzt das eine Ende des gelähmten Gliedes mit dem isolirten Sammler der Reibzeugelektrizität in Verbindung, so daß der Kranke mit Reibzeugelektrizität angefüllt wird. Dem andern Ende des gelähmten Theils nähert man darauf eine, mit dem Glaselektrizitätssammler, welcher unter diesen Umständen nicht isolirt ist, verbundene Ausströmungsspitze. Man kann dies Verfahren bis zu einer viertel- und halben Stunde fortsetzen. Alsdann geht man zu einfachen, allmälig stärkern Funken über, welche längs dem Verlauf der Hautnerven ausgezogen werden. Zuletzt bedient man sich der Erschütterungsschläge.

Ist die Lähmung gichtischen oder rheumatischen Ursprungs, so nimmt man die Funken aus dem, vorher mit Flanell umwundenen Gliede, indem man mit der Kugel des Funkenziehers dicht über den Flanell hinfährt.

Nach der Lage und Gestalt der gelähmten Theile muß allerdings die Verfahrungsweise abgeändert werden. Ich verweise deshalb, um Wiederholungen zu vermeiden, auf die frühern Abschnitte.

Kontrakturen und Anchylosen.

Auch in diesen Uebeln hat sich die Elektrizität wirksam bewiesen. Allerdings müssen sie aber nicht schon mit vollkommen ausgebildeten organischen Entartungen der leidenden Theile verbunden seyn. Diejenigen Kontrakturen und Rigiditäten, welche von Krämpfen herrühren, pflegen der Elektrizität in vielen Fällen zu weichen.

Bei den Kontrakturen wirke man besonders auf die Antagonisten der zusammengezogenen Muskeln, anfänglich durch den elektrischen Hauch, dann durch den einfachen Funken, und endlich mit Erschütterungsschlägen.

Wahre, ausgebildete Anchylosen geben freilich keine Hoffnung der Heilung. Doch giebt es krampfhafte, rheumatische und arthritische Gelenkleiden, welche die Form der Anchylose annehmen, und nicht selten heilbar sind. Es dienen der Hauch, der einfache Funke, und, nach Entfernung des Entzündlichen auch Erschütterungsschläge nach verschiedenen Richtungen queer durch das Gelenk hindurch. Besonders ist es in dergleichen Fällen nützlich, durch die angegebenen Verfahrungsweisen mittelst der Elektrizität einen örtlichen Hautreiz hervorzubringen; um so mehr, wenn das Uebel mit Anschwellung der leidenden Theile verbunden ist.

Vielleicht würde bisweilen ein elektrisches Tropfbad sich wirksam zeigen. Dieses könnte durch eine sehr einfache Vorrichtung bewerkstelligt werden. Das Gefäß, aus welchem das Wasser auströpfelt, würde, in seidenen Schnüren oder Bändern hängend, also isolirt; leicht mit Elektrizität anzufüllen seyn.

Taubheit und Amaurose.

Sie folgen in der Aufzählung der durch die Elektrizität heilbaren Krankheiten den Lähmungen, in sofern sie als Anaesthesieen, der respektiven Sinnesorgane zu betrachten sind.

Bei der Taubheit bedient man sich des oben beschriebenen, in einer Glasröhre eingeschlossenen Drathes, um nach Erforderniß anfänglich die unmerkliche Strömung, dann den Hauch und endlich schwache, einfache Funken auf das innere Ohr wirken lassen.

Stärkere Funken, und selbst, nöthigenfalls, Erschütterungsschläge werden dem warzenförmigen Fortsatz beigebracht. Auch kann man sie bei großer Torpidität, von einem Ohr zum andern quer durch den Kopf hindurch leiten.

In einigen Fällen habe ich mit Nutzen einen abgerundeten Drath in den Mund so eingebracht, daß sein abgerundetes Ende die Gegend, wo sich die Eustachische Röhre öffnet, berührte. Diesen Drath verband ich mit der äußern Belegung einer sehr kleinen, geladenen Flasche. Mit dem Knopfe derselben berührte ich den Haken des in das äußere Ohr gebrachten, schon oft angeführten Messingdrathes. So nehmen die kleinen Erschütterungsschläge ihren Weg durch das innere Ohr und durch die Eustachische Röhre.

Beim schwarzen Staar fange man, der Sicherheit wegen, stets mit der unmerklichen Strömung an, welche man entweder quer durch den Vorderkopf, von einer Schläfengegend zur andern, oder vom Hinterkopf, nach vorn, zu der Supraobitalgegend leiten kann. Alsdann bediene man sich des elektrischen Hauchs, anfänglich auf die geschlossenen Augenlieder, dann in die offnen Augen. Alsdann kann man versuchen, durch den Hauch flüchtige Mittel auf die, von mir angegebene Weise ins Auge zu bringen. Man fängt dabei mit den mildesten an, und endigt mit den kräftigern, z. B. mit Rosmarin oder Kajeputöl. Darauf oder vielmehr zugleich wendet man einfache Funken an in die Schläfengegend, über und unterhalb des Auges, auf den Ursprung des obern oder untern Orbitalnerven, und auf die geschlossenen Augenlider selbst. Zuletzt nimmt man seine Zuflucht zu schwachen Erschütterungen, quer durch den Vorderkopf, vom Nacken aus nach der Supraorbitalgegend, oder durch das Auge selbst, vom Hinterkopf nach vorn.

Es giebt nicht wenig Erfahrungen über die Wirksamkeit der Elektrizität in der Amaurose.

Was die Anwendung der Elektrizität in andern Augenkrankheiten, in chronischen Entzündungen und Schleimflüssen der Bindehaut, in Verdunkelungen der Hornhaut, in Wassersuchten des Auges betrifft, so möchte sich dieselbe in dergleichen Fällen vorzüglich wohl nur auch den elektrischen Hauch, und auf das Einbringen feiner Flüssigkeiten vermittelst des Hauchs beschränken.

Aus eigner Erfahrung vermag ich nicht zu bestimmen, ob die Elektrizität bei Verdunkelungen der Linse sich heilkräftig bewiesen hat. Doch läßt sich vom Hauch, vom einfachen Funken, und vom vorsichtigen Gebrauch anfänglich schwacher, durch das Auge selbst geleiteter Erschütterungsschläge allerdings etwas er warten, besonders wenn das Uebel gichtischen oder rheumatischen Ursprunges ist.

Auch bei der Verdunkelung des Glaskörpers, und selbst bei der sogenannten Thränenfistel, will man Nutzen von der Elektrizität gesehen haben.

Rheumatismus.

Die Schriftsteller über medizinische Elektrizität führen eine große Menge von Fällen an, in welchen dietel Mittel rheumatische Affektionen hob, wenn sie nicht gar zu sehr veraltet waren. Vorzüglich bewiesen sich Erschütterungsschläge in dieser Hinsicht wirksam, was um so erklärbarer wird, wenn man bedenkt, daß selbst mechanische Erschütterung in Rheumatismen eine heilkräftige Wirkung äußert.

Es versteht sich von selbst, daß man jede reitzende Methode vermeiden müsse, wenn der Rheumatismus noch mit Fieber oder Entzündung verbunden ist. Man beschränkt sich in einem solchen Falle auf die unmerkliche Strömung und den Hauch.

Mit diesen Methoden möchte aber auch wohl in einem jeden Falle der Anfang zu machen seyn. Späterhin kann man zu einfachen Funken und endlich zu Erschütterungen über gehen.

Besonders heilsam bei rheumatischen Leiden ist die Hervorbringung eines örtlichen Hautreitzes. Das Funkenschlagen durch Flanell verdient den Vorzug, denn es pflegt, andauernd angewendet, eine gelinde Wärme und heilsame Ausdünstung in dem behandelten Theile hervorzubringen.

Hierher gehört auch das Hüftweh, wenn es nervöser Natur, oder ein frisch entstandner Rheumatismus ist. Man läßt die unmerkliche Strömung, und späterhin schwache, allmälig zu verstärkende Erschütterungen vom untern Theil der Wirbelsäule aus, nach der Hüfte oder dem Schenkel gehen, und nimmt auch aus diesen, mit Flanell bedeckten Theilen einfache Funken. Die Verfahrungsweise bei rheumatischen Zahnschmerzen habe ich bereits früher angegeben.

Ob die Elektrizität in der wahren Gicht angewendet werden könne, wage ich nicht zu entscheiden. In der regulairen Gicht findet sie wahrscheinlich keine Anwendung, wohl aber in der atonischen, besonders, wenn die letztere einzelne Theile sehr geschwächt und unbeweglich gemacht hat.

Krämpfe und Konvulsionen.

Nach einigen Beobachtungen hat sich die Elektrizität im Veitstanze heilsam bewiesen. Aus den Fällen, welche ich bei mehreren Schriftstellern angeführt finde, ersehe ich aber, daß man stets heftige Methoden angewendet hat, wozu ich, nach den wenigen Erfahrungen, welche ich über dergleichen Krankheiten gemacht, nicht rathen kann.

Höchstens möchten das elektrische Bad, die unmerkliche Strömung oder der Hauch anwendbar seyn. Doch kommt freilich Alles auf den individuellen Grad der Empfindlichkeit an.

Die Strömung leite man besonders durch das Rückenmark, vom Nacken bis in das Kreutzbein, oder von der Mitte des Rückgrathes aus nach vorn durch den Unterleib. Wenn einfache Funken ertragen werden, so nehme man sie ebenfalls aus dem Rückgrath und aus den Extremitäten.

Auch gegen Starrkrampf (tetanus) und Kinnbackenkrampf (trismus) erwieß sich die Elektrizität in einigen Fällen höchst wirksam. Wahrscheinlich hatten aber jene Krankheitsformen in diesen Fällen eine rheumatische Natur. Der Trismus, welchen Wilkinson durch die

Elektrizität geheilt haben will, hatte bereits einen ganzen Monat gedauert.

Man wendete einfache Funken und schwache Erschütterungen an.

Selbst von geheilter Epilepsie finde ich hier und da Fälle angeführt. Nach den Begriffen, welche man sich von der heilkräftigen Wirkungsweise der Elektrizität zu machen berechtigt ist, kann dieses indessen wohl nur in solchen Fällen geschehen seyn, wo die Elektrizität gewisse entferntere Ursachen dieser Krankheit hob, oder irgend eine vortheilhafte Veränderung im Organismus hervorbrachte; z. B. wo sie die Katamenien hervorrief.

Da der Bandwurm alle die genannten Formen von Krampfkrankheiten zu veranlassen vermag, so kann die Elektrizität von dieser Seite als ein Heilmittel jener Krankheiten betrachtet werden. Denn die Erfahrung hat gelehrt, daß durch elektrische Erschütterungen, welche quer durch den Unterleib hindurch geleitet werden, alle Beschwerden und Schmerzen, vom Bandwurm verursacht, augenblicklich gestillt werden können. Es scheint daher dieses Eingeweidethier durch elektrische Schläge gleichsam in einen lähmungsartigen Zustand versetzt zu werden, und es käme also auf einen Versuch an, ob es nicht gelingen möchte, ihn in einem solchen Zustande durch ein gelindes Purgiermittel, z. B. Rizinusöl, abzutreiben. Man müßte zu diesem Zwecke vor und während der Wirkung des Purgiermittels etwa alle zehn oder funfzehn Minuten einige mäßige Erschütterungsschläge durch den Unterleib hindurch gehen lassen, und zwar am zweckmäßigsten von den untersten Rückenwirbeln aus nach der Nabelgegend hin, weil unter diesen Umständen die Strömungen den engen Theil des Darmkanals, also den Sitz des Bandwurms, treffen.

In den wenigen Fällen von Krampfkrankheiten, welche ich selbst mit der Elektrizität behandelt habe, wurden die Anfälle hervorgerufen, sobald ich eine, nur irgend kräftig wirkende Methode anwendete. Doch sieht ein jeder denkende Arzt leicht ein, daß dabei Vieles auf die Individualität der Fälle ankomme, und daß sich deshalb darüber nichts Gewisses festsetzen lasse. So viel kann man indessen wohl voraussetzen, daß es bei dergleichen Nervenkrankheiten, welche stets mit einer großen Empfindlichkeit verbunden zu seyn pflegen, am Nöthigsten sey, die Behandlung mit den schwächsten Graden der Elektrizität zu beginnen.

Amenorrhoe.

Die Verfahrungsweise, um die unmerkliche elektrische Strömung durch die Sakralnervengeflechte zu leiten, habe ich bereits früher angegeben.

Auch die Chlorose, als Ursache der Amenorrhoe, wenn sie mit dem Zustande einer allgemeinen Erschlaffung, mit einem Gesunkenseyn der Reitzbarkeit verbunden ist, eignet sich zur Anwendung der Elektrizität. Man kann in diesem Falle bald zu stärkern Graden übergehen, Funken aus dem Kreutzbein und Rückgrath nehmen, und selbst, anfänglich schwache, Erschütterungen durch die Sakralnervengeflechte gehen lassen. Auch kann man mit dem Funkenziehen am Kreutzbein beginnen, und dann an der Seite der Schenkel bis zu den Knöcheln herabgehen. Noch muß ich bemerken, daß man es für vortheilhaft hält, die Richtung der elektrischen Strömung, wenn man diese anwendet, bisweilen zu verändern: indem man sie z. B. vom Kreutzbein bis zum Knöchel des einen oder beider Füße gehen, oder sie den Unterleib von einem Hüftbeinkamm zum andern durchströmen läßt.

Merkwürdig ist es, daß beim Skorbut die Schmerzen durch die Anwendung elektrischer Funken und Schläge vermehrt werden.

Anschwellungen, Geschwüre.

Gegen skrofulöse Drüsenanschwellungen, rheumathische Auftreibung, weiße Geschwulst, selbst Eitergeschwülste hat man die Elektrizität bisweilen mit gutem Erfolg angewendet. Selbst bei sogenannten Milchversetzungen hat sie ihre Hülfe nicht versagt. Auch Frostbeulen verschwanden nach ihrer Anwendung. Man bedient sich im Anfange des elektrischen Hauches aus hölzernen Spitzen, dann der einfachen Funken, und unter gewissen Umständen, besonders bei skrofulösen Geschwülsten, möchte die Wirkung noch kräftiger werden, wenn man die Geschwülste bei dem Funkenziehen mit Flanell bedeckte.

Auf offne, schlaffe Geschwüre wendet man allein den elektrischen Hauch, anfänglich aus metallnen, dann aus hölzernen Spitzen an. Vielleicht möchte es auch in diesem Falle nützlich seyn, die Spitzen mit einer inzitirenden Flüssigkeit zu befeuchten, um diese so auf eine feine und eindringliche Art in Geschwüre überzuführen.

Einfache Funken würden wohl nur bei dem höchsten Grade der Erschlaffung auf solche Geschwüre angewendet werden können.

Selbst gegen Wechselfieber hat man die Elektrizität empfohlen. Doch weiß ich darüber aus eigner Erfahrung nichts, und finde auch nur unbestimmte Angaben bei den Schriftstellern. Es müßte nach meinem Bedünken bei der Anwendung der Elektrizität gegen diese Fiebergattung besonders das Rückenmark und der Unterleib in Anspruch genommen werden. Man hat sich bisher der Anfüllung der einfachen Funken, durch Flanellbedeckung gezogen, und der Erschütterungsschläge bedient.

Galvanismus.

Ueber die galvanische Elektrizität im Allgemeinen.

Es würde für den Zweck vorliegender Abhandlung zu weit führen, wenn ich eine ausführliche Entdeckungsgeschichte der galvanischen Elektrizität liefern wollte; daher nur in der Kürze folgendes.

Alois Galvani, Professor der Chemie in Pavia, machte zuerst die Beobachtung, daß ein Froschschenkel, dessen entblößter Nerv mit einem Skalpell berührt ward, jedesmal, wenn ein elektrischer Funken aus dem Konduktor einer, in demselben Zimmer befindlichen, Elektrisirmaschine gezogen wurde, in Zuckungen gerieth. Er merkte ferner, daß jene Zuckungen nicht erfolgten, wenn er den Froschschenkel, während des Funkenziehens, mit einem Nichtleiter, z. B. mit einer Glasröhre, berührte. Dies hat nun zwar mit der galvanischen Elektrizität nichts gemein, sondern war allein eine Folge der gewöhnlichen, elektrischen Strömung, führte aber dennoch auf die Entdeckung derselben.

Denn späterhin, durch diese Erscheinungen aufmerksam gemacht, sahe er Zuckungen in einem Froschschenkel entstehen, als dessen Nerven und Muskeln mit verschiedenartigen Metallen berührt wurden, — ohne Mitwirkung des Funkens aus dem Konduktor der Elektrisirmaschine.

Er und mehrere andre Naturforscher wiederholten diese Versuche, und man leitete jene Erscheinungen von einer Reitzung der Nerven und Muskeln durch die Metalle her, weshalb denn auch die, denselben zum Grunde liegende Ursache den Namen „Metallreitz" erhielt.

Die, späterhin von Volta erfundene, galvanisch-elektrische Säule war kein Werk des Zufalls, wie die bisherigen Entdeckungen des Galvani; sondern eine Frucht des Nachdenkens über die, von Galvani gemachten Erfahrungen. Volta erkannte bald, daß bei jenen Erscheinungen Elektrizität im Spiele sey, welche durch die Berührung verschiedenartiger Metalle erregt werde. Er nahm an, daß es Körper gäbe, welche sich durch die Fähigkeit, eine größere Menge Elektrizität in sich aufzunehmen, und durch die Neigung hiezu, vor andern auszeichneten. Er setzte ferner voraus, daß sich diese Fähigkeit und Neigung bei einigen Körpern, besonders bei Metallen, mehr auf die positive, bei andern auf die negative Elektrizität erstrecke; und daß mithin, wenn zwei Körper, von denen denen der eine die positive, der andre die negative Elektrizität reichlicher in sich aufzunehmen fähig und geneigt sey, durch einen Mittelleiter, oder, wie er sich ausdrückte, durch einen Leiter zweiter Ordnung, z. B. durch Feuchtigkeiten, mit einander verbunden würden, eine elektrische Spannung entstände. Würden nun ausserdem noch jene beiden Körper in leitende Verbindung gesetzt, so müsse eine entgegengesetzte, elektrische Strömung statt finden.

Daher nannte er jene verschiedenartigen Körper sehr schicklich Elektrizitätsbeweger, Elektromotoren; und die einfache Zusammensetzung solcher Körper, wie sie eben angegeben worden, ward von ihm die einfache, galvanische Kette geheißen. In der That hat man auch in der Folge durch genaue, elektrometrische Versuche nachgewiesen, daß bei einer jeden Berührung verschiedenartiger Körper eine elektrische Spannung entstehe; d. h. daß in dem einen Körper positive, in dem andern negative Elektrizität angehäuft werde.

Wird daher der Nerv eines Froschschenkels z. B. mit Zinn, ein Muskel desselben Schenkels hingegen, z. B. mit Silber berührt, so ist eine einfache galvanische Kette gebildet, bei welcher die, zwischen Zinn und Silber liegenden Nerven und Muskeln den Mittelleiter darstellen. Unter diesen Umständen häuft sich im Zinn, welches den Nerven berührt, positive, in dem, den Muskel berührenden Silber hingegen die negative Elektrizität an. Werden nun beide Metalle durch einen leitenden Bogen, aus einem gut leitenden Stoff, z. B. Metall bestehend, in Verbindung gesetzt, so muß eine doppelte, elektrische Strömung entstehen, indem sich die beiden, in Zinn und Silber angehäuften Elektrizitäten mit einander verbinden. Dies geschieht plötzlich, und erregt im Froschschenkel Zuckungen, wie eine jede plötzliche elektrische Strömung. Da aber, auch nach der sogenannten Schließung der galvanischen Kette, die Neigung und die Fähigkeit der beiden Metalle, die entgegengesetzten Elektrizitäten in sich anzuhäufen, durch das Schließen nicht aufgehoben wird, indem dadurch nur eine momentane Spannung ausgeglichen ward; so dauern die elektrischen Strömungen auch bei geschlossener Kette fort, und jede Zusammensetzung von Elektromotoren wird mithin eine, unter gewissen Umständen unerschöpfliche Quelle von Elektrizität.

Volta's Säule ist nun, wie sich weiter unten aus der Darstellung ihrer Konstruktion ergeben wird, eine Zusammensetzung mehrerer einfacher, galvanischer Ketten, welche dergestalt über- oder aneinander gereiht sind, daß sich die ungleichnamigen Metalle, mithin auch die ungleichnamigen elektrischen Pole berühren. Daher hat die Säule ebenfalls an ihren beiden Endpunkten die beiden entgegengesetzten Elektrizitäten.

Die Theorie dieser Säule ist nach dem, was bereits über die einfache, galvanische Kette gesagt worden, leicht einzusehen. Die, in jeder einzelnen Kette statt findende Doppelströmung muß allerdings durch das gleichzeitige Wirken mehrer Ketten nach gleichen Richtungen verstärkt werden.

Man hat ganz richtig die Wirkung der Säule mit der Wirkung einer sehr großen, aber schwach geladenen elektrischen Batterie verglichen, deren Ladung ununterbrochen ersetzt wird.

Volta hat mit großem Erfolg versucht, die Identität der galvanischen Elektrizität mit der gewöhnlichen darzuthun. Es ist selbst späterhin gelungen, vermittelst der Säule nicht nur das Elektrometer zu erregen, sondern selbst Kleistische Flaschen und Batterien zu laden.

Eigentlich sind auch in der That beide Elektrizitäten nur dadurch verschieden, daß die Wirkungen der gewöhnlichen mehr von einer Anhäufung und Spannung, die der galvanischen aber von einer andauernden, intensiv mächtigen Strömung ausgehen. Daher reicht bei der galvanischen Elektrizität, weil sie weniger extensiv wirkt, die unvollkommenste Isolirung schon hin, ihre Wirkung zu hemmen; daher schlagen die Funken der stärksten Säule kaum eine halbe Linie durch die Luft hindurch; und dennoch wirkt sie, sobald nichts ihre Strömungen unterbricht, so intensiv mächtig, daß die schwerflüssigsten Körper durch sie in Fluß gebracht, Metalle oxydirt, und Metalloxide, welche man bisher nicht für das, was sie sind, aus Mangel eines Reduktionsmittels erkannt hat, reduzirt werden.

In neuern Zeiten hat man gefunden, daß auch andre Körper Elektromotoren sind, und zur Errichtung eine galvanischen Säule dienen können. Doch würde ich zu weitläufrig werden, wenn ich sie anführen wollte.

Zum Schluß dieses Abschnittes bemerke ich nur noch, daß einige Naturforscher den Grund der Wirkung einer galvanischen Kette in den chemischen Prozessen, welche dabei vorgehen, gesucht haben. Allerdings scheint auch die Zersetzung der Feuchtigkeit in der Säule, die Oxydation der elektromotorischen Metalle der einen Seite wenigstens die Wirkungen zu unterstützen. Dafür spricht besonders der Umstand, daß, wie sich in der Folge ergeben wird, gewisse Salzauflösungen die Wirkungen der Säule verstärken.

Von den Erscheinungen der galvanischen Elektrizität.

Legt man unter die Zunge ein Blättchen Zinn, und auf dieselbe ein Stück Silbergeld, so entsteht in dem Augenblick, wo eine Berührung beider Metalle auf der Zungenspitze veranlaßt wird, in diesem Organ die Empfindung eines eigenthümlichen säuerlichen Geschmacks, und zugleich nimmt man einen feinen, stechenden Schmerz wahr. Hält man ein Stück Silbergeld zwischen den feuchten Lippen fest, und bringt in das Auge ein Zinnblättchen, so hat das Auge, wenn beide Metalle durch einen metallnen Leiter, z. B. durch den Stiel eines silbernen Löffels, in Verbindung gesetzt werden, die Empfindung einer vorübergehenden, jedoch bei jeder wiederholten Berührung wiederkehrenden Lichterscheinung. Werden zwei, nicht gar zu weit von einander entfernte, von der Epidermis entblößte Hautstellen mit verschiedenartigen Metallen belegt, und durch einen Leiter in Verbindung gesetzt, so entsteht im Augenblick des Schließens der Kette in beiden Stellen eine schmerzliche Empfindung; auch nimmt man wohl Zuckungen in den dazwischen liegenden Muskeln wahr.

In allen angeführten Fällen finden jene Affektionen des Empfindungsvermögens sowohl beim Schließen, als auch beim Oeffnen der Kette, d. h. bei der Aufhebung der leitenden Verbindung statt; wiewohl sie im letztern Falle schwächer sind. Auch sind die Empfindungen nicht an beiden Stellen gleich, so wenig, was ihre Stärke, als was ihre Qualität betrifft; nämlich stärker an der Stelle, welche das, den positiven Pol enthaltende Metall berührt; schwächer an der entgegengesetzten. Die Modifikation der Empfindungen, rücksichtlich ihrer Qualität, werde ich in der Folge, wenn ich die Wirkungen der Säule beschreibe, genauer angeben.

Außer diesen Einwirkungen auf das Empfindungs- und Bewegungsvermögen des lebenden Organismus, hat aber auch schon die einfache Kette ein chemisches Wirkungsvermögen. Der feuchte Mittelleiter nämlich, oder vielmehr das Wasser, was er enthält, wird, bei andauernder Schließung der Kette zersetzt; daher wird dasjenige Metall, welches den positiven Pol enthält, weil an diesem der säurezeugende Stoff entbunden wird, oxydirt; das, den negativen Pol enthaltende aber, wenn auf seiner Oberfläche irgend Oxyd haftete, reduzirt.

Alle diese Erscheinungen, und noch andre, welche ich bisher der Kürze wegen, und um Wiederholungen zu vermeiden, nicht berührt habe, treten deutlicher und kräftiger an der Säule hervor.

Die Berührung beider Pole dieses Apparats mit den Händen (welche angefeuchtet seyn müssen, weil die trockne Epidermis schon hinreichend isolirend, und mithin hemmend wirkt) erregt in den Händen, und bei einer starken Säule, auch höher hinauf die Empfindung einer mehr oder minder heftigen Erschütterung, welche weit empfindlicher und andauernder, als die Erschütterung aus einer Kleistschen Flasche, und mit schmerzhaften Zuckungen der respektiven Muskeln verbunden ist. Diese Zuckungen werden übrigens sowohl in den, der Willkühr unterworfenen, als in den sogenannten unwillkührlichen Muskeln hervorgebracht. Ist an den Fingern oder sonst irgend wo an einem Theil innerhalb des Erschütterungskreises, eine Stelle der Haut von der Epidermis entblößt, so steigt die Empfindung an dieser Stelle bis zum heftigsten Schmerz.

Eine andauernde Berührung beider Pole bewirkt folgende, merkwürdige Erscheinungen. Ist die Säule, wie gewöhnlich, aus Zink und Kupfer errichtet, so empfindet man in demjenigen Finger, welcher den Zink- oder positiven Pol berührt, einen zusammenschnürenden Schmerz, als ob die Bedeckungen des Fingers zu enge würden. Schon beim Schließen der Kette nimmt man alsbald wahr, daß die Erschütterung am positiven Pol weit heftiger ist *). Verharrt man nun in der geschlossenen Kette, so empfindet man in diesem Finger ein deutliches Brennen, eine Wärme, welche endlich sich höher hinauf versteigt. Zugleich erlangt das Glied eine, viel größere Beweglichkeit, welche auch noch eine Weile nach dem Versuch andauert. Am Kupferpol hingegen, welcher unter diesen Umständen der negative ist, wird schon die Erschütterung beim Schließen der Kette weniger heftig empfunden, und dann ist auch der Schmerz beim Verharren in der geschlossenen Kette weit weniger brennend, mehr expandirend, als zusammenschnürend, und es entsteht endlich eine deutliche Empfindung von Kälte, das Gefühl eines, die Hand und den Arm berührenden, kalten Windes. Zugleich stellt sich ein Gefühl der Schwere und Unbeweglichkeit ein, welches den ganzen Arm, auch noch mehrere Stunden nachher einnimmt. Beim Oeffnen der Kette, d. h. beim Entfernen der Hände von den Polen der Säule, empfinden beide Hände ebenfalls eine Erschütterung; doch findet dabei der Unterschied statt, daß nun am negati-

*) Nach Bischoff soll auch der positive Pol Kontraktionen der extendirenden, der negative hingegen Zusammenziehungen der flektirenden Muskeln bewirken

ven Pol eine stärkere, am positiven hingegen eine schwächere wahrgenommen wird.

Im Auge bewirkt der positive Pol eine plötzliche Lichterscheinung. Dieser Lichtschimmer oder Blitz hat eine bläuliche Farbe. Beim Verharren in der geschlossenen Kette erscheinen bei der Einwirkung des positiven Pols dem Auge sichtbare Gegenstände kleiner, aber deutlicher.

Berührt der negative Pol das Auge, so empfindet man eine plötzliche Verdunkelung, oder sieht einen dunkelpurpurfarbigen Schimmer. Bei geschlossener Kette erscheinen die Gegenstände dem Auge großer, aber undeutlicher, gleichsam verzerrt und verschwimmend. Beim Oeffnen der Kette bemerkt man ebenfalls jenen scheinbaren Wechsel der Pole, was ihre Wirkungen betrifft.

Beim Anlegen der Poldräthe an beide Ohren, so daß die Strömungen quer durch den Kopf hindurch, von einem Ohr zum andern gehen, nimmt man außer einer höchst schmerzhaften und unangenehmen Empfindung einen krachenden und brausenden Schlag wahr, welcher in demjenigen Ohre, auf welches der positive Pol wirkt, deutlich stärker und unangenehmer empfunden wird.

Die Polardräthe in beide Nasenlöcher gebracht, wirken ungemein heftig. Unter allen Versuchen, welche ich, nach Ritters Angabe an mir selbst anstellte, war mir dieser der lästigste. Der negative Pol erregt einen heftigen Reitz zum Niesen, welcher augenblicklich gestillt werden kann, wenn man den positiven an seine Stelle bringt. Das Widersprechende, welches in dieser stärkern Wirkung das, sonst unter allen Umständen schwächer wirkenden, negativen Pols zu liegen scheint, erklärt sich durch die Ammoniumbildung, welche am negativen Pol vorgeht. Weil aber der positive Pol Säure oder Sauerstoff entwickelt, so vernichtet er auch alsbald das gebildete Ammonium, und hebt daher schnell den, von diesem Stoffe bewirkten Reitz zum Niesen.

Auf die Zunge angewendet, erregt der positive Pol einen sauern, der negative einen alkalischen Geschmack. Die Wirkung des ersteren hinterläßt die Empfindung, als sey eine Beule auf der Zunge entstanden, wogegen nach der Wirkung des Letzteren das Gefühl einer entstandenen Verletzung zurückbleibt.

Bei den Einwirkungen auf die Ohren, die Nase und die Zunge finden auch jedesmal jene Lichterscheinungen vor den Augen statt.

Nach anhaltenden dergleichen Versuchen empfanden mehrere Naturforscher, und namentlich Ritter, unangenehme, ja selbst bedenkliche Folgen, bestehend in Augenentzündungen, Schnupfen, Schwindel, Kopfweh, Zahnweh, Stumpfheit der Zunge. Ritter verharrte eine gute Stunde in der, vermittelst beider Hände geschlossenen Kette. Die Folgen davon bestanden in einem, mehrere Tage hindurch anhaltenden Durchfall, in einer beträchtlichen Mattigkeit und starken Neigung zum Schlaf, und dennoch in mehreren sehr unruhigen Nächten.

Bringt man den einen oder andern Poldrath auf eine vom Oberhäutchen entblößte Stelle, so ist nicht nur die Einwirkung höchst schmerzhaft, sondern es entsteht auch eine reichliche Absonderung eines scharfen und ätzenden Serums.

Wenn

Wenn man nach den angegebenen Erscheinungen, welche durch viele, treu beobachtende Naturforscher bestätigt worden sind, die mächtigen Einwirkungen der galvanischen Elektrizität auf den menschlichen Organismus betrachtet, so muß man sich eingestehen, daß sich aus diesen auffallenden Wirkungen eine große Wirksamkeit folgern lasse, und daß das Mittel als Heilmittel noch lange nicht genug versucht und gewürdigt worden sey.

Der Deutlichkeit wegen kann ich nicht umhin, mit wenigen Worten auch der physikalischen Eigenschaften und Kräfte der galvanischen Elektrizität zu gedenken.

Metalle, Wasser, und alle feuchte, d. h. mit Wasser getränkte Substanzen sind, wie für die, durch Reibung erzeugte, so auch für die galvanische Elektrizität, Leiter. Auch sind die Isolatoren, Glas, Harz, Seide u. s. w. dieselben. Da aber die galvanische Elektrizität, wie ich oben weitläuftig auseinander gesetzt habe, mehr durch eine intensiv mächtige Strömung, als durch eine Spannung und Ansammlung wirkt, so hemmen schon die dünnsten Schichten isolirender Substanzen, z. B. die trockne Epidermis, ein dünner Ueberzug von Virniß, u. d. m., ihre Wirkungen.

Was die Geschwindigkeit der galvanischen Strömungen betrifft, so sind diese Strömungen eben so geschwind, als die Ströme der gewöhnlichen Elektrizität. Die Schließung der Kette durch lange Strecken eines Flusses, oder eines feuchten Wiesengrundes gelingt vollkommen und in einem unmeßbar kurzen Zeitraum.

Bei der Schließung der Kette erscheint, wenn die Säule nur irgend kräftig wirkt, ein elektrischer Funke. Er ist an und für sich, selbst bei mächtigen Säulen, sehr klein, denn die strahlenden, sonnen- oder sternähnlichen Funken, welche sichtbar werden, wenn man sich der Poldräthe aus unedlem Metalle bedient, werden durch wirkliche Verbrennung kleiner Theile des Metalles hervorgebracht. Solche Funken zeigen auch verschiedene Farben, je nachdem die, zu solchen Versuchen gewählten Metalle die Flamme färben. Ob der wirkliche Funke die Luft durchschneide, oder erst im Augenblick der Berührung entsteht, ist schwer auszumitteln. Wenigstens findet bei kleineren Säulen gewiß nur das Letztere statt.

Noch ist es unentschieden, ob die gewöhnliche und die galvanische Elektrizität irgend einen Einfluß aufeinander haben.

Man beobachtete in einem Falle, daß der Sammler einer gewöhnlichen Elektrisirmaschine größere Funken gab, als man sie je von dieser Maschine gesehen, nachdem in demselben Zimmer eine beträchtliche, galvanische Säule mehrere Stunden wirksam gewesen war.

Unter den chemischen Wirkungen der galvanischen Elektrizität hat besonders die Zersetzung des Wassers die Aufmerksamkeit der Naturforscher auf sich gezogen. Bedient man sich der Poldräthe aus Gold oder Platin, und bringt beide unter Wasser, doch so, daß sie sich nicht unmittelbar berühren, so beginnt alsbald die Zersetzung des Wassers. Am positiven (Zink) Pol nämlich entwikkelt sich Säurezeugendes, am negativen (Kupfer) Pol hingegen Wasserstoffgas. Enthielt das Wasser irgend einen vegetabilischen oder animalischen Bestandtheil, so ist mit der Wasserzersetzung zugleich die Bildung einer Säure am positiven, eines Alkali's am negativen Pol verbunden. Beim Vorhandenseyn eines thierischen Bestandtheils ist die Bildung des Ammoniums am negativen Pol sehr deutlich.

Auf Metalle wirkt der positive Pol oxydirend, der negative reduzirend; daher diente die galvanische Säule zur Entdeckung der metallischen Grundlagen der Alkalien und Erden.

Unedle Metalle, zwischen die Polardräthe gebracht, verbrennen mit Lichtentwickelung, edle gerathen wenigstens in ein helles Glühen. Aus Metallauflösungen wird das Metall am negativen Pol regulinisch ausgeschieden.

Mehrere andre, merkwürdige Wirkungen der Säule muß ich, der Kürze wegen, übergehen.

Von der Einrichtung einer galvanischen Säule zum medizinischen Gebrauch.

Man hat die stehende Säule, wie sie Volta zuerst erbaute, verschiedentlich verändert und verbessert. Zu diesen Verbesserungen gehören:

Erstens. Der Trogapparat, eine Art liegender Säule bei welcher die Plattenpaare in einem länglichten, nach oben offnen Kasten so eingeschoben befindlich sind, daß sie an die Seitenwände und den Boden des Gefäßes wasserdicht anschließen. Zwischen die Plattenpaare wird beim Gebrauch eine Salzauflösung in den Trog gegossen, welche die Stelle der feuchten Leiter, oder der Tuch- und Filzlappen vertritt.

Dieser Apparat ist allerdings sehr wirksam, muß aber äußerst sorgfältig gearbeitet seyn, wenn er nicht in kurzer Zeit unbrauchbar werden soll.

Zweitens. Der sogenannte Becherapparat, bestehend aus einer Reihe zweckmäßig geformter, gläserner Gefäße, in welchen sich, als Mittelleiter, eine Salzauflösung befindet. In einem jeden Gefäß stehen, bis über die Hälfte und mehr, eingetaucht, zwei Platten von verschiedenartigem Metall, z. B. Kupfer und Zink. Eine jede Kupferplatte ist mit einer Zinkplatte des nächstfolgenden Gefäßes durch einen Metallstreifen verbunden, und eben so eine jede Zinkplatte mit der nächstfolgenden Kupferplatte.

Dieser sehr wirksame Apparat eignet sich jedoch ebenfalls nicht zum medizinischen Gebrauch, seiner Zerbrechlichkeit wegen, und weil seine Fortbringung mit mancherlei Schwierigkeiten verbunden ist.

Daher verdient die stehende Säule den Vorzug. Sie läßt sich leicht auseinander nehmen, kann, alsbald nach dem Gebrauch, ohne große Schwierigkeiten, gereinigt werden, und ist am bequemsten transportabel. Dreizöllige, d. h. drei Quadratzoll Oberfläche habende, etwa eine halbe Linie starke Kupfer- und Zinkplatten, ohngefähr funfzig von jeder Art, sind hinreichend, eine Säule zu bilden, welche für den medizinischen Gebrauch stark genug wirkt. Ihre Gestalt hat auf die Wirksamkeit der Säule wenig Einfluß. Ihre Oberfläche muß so viel als möglich rein und glatt und von Oxyd frei seyn. Ausserdem gehören zur Einrichtung einer solchen Säule funfzig Stücken feines Tuch, von der Form der Platten, nur einige Linien kleiner, damit sie nicht über den Rand der Metallplatten hervorragen. Die Scheiben aus feinem Tuche sind den Filz- oder Pappenscheiben weit vorzuziehen, denn sie schmiegen sich besser an, als die Filzscheiben, und können gereinigt und ausgewaschen werden, welches bei den Pappenscheiben nicht wohl möglich ist.

An der letzten Zinkplatte, so wie an der Kupferplatte des entgegengesetzten Endes befinden sich angelöthete, hervorragende Oehre, um die Poldräthe anhängen zu können.

Nachdem nun die Tuchscheiben in einer Auflösung von Kochsalz, oder, was eine wirksamere Säule giebt, in einer Auflösung von Salmiak in warmen Wasser eingeweicht, und nachher durch gelindes Ausdrücken von ihrer Feuchtigkeit so weit befreit worden sind, daß diese bei einem mäßigen Druck, welchen die Platten vermöge ihrer Schwere auf die Tuchscheiben ausüben, nicht herausgepreßt werden kann, beginnt man die Aufbauung der Säule.

Auf ein hölzernes, mit kurzen Glasfüßen versehenes Gestell, welches zugleich eine Vorrichtung mit einer, von oben herabwirkenden Schraube trägt, wird die, mit einem Oehr versehene Zinkplatte gelegt; wenn man nämlich den Bau dieser Säule mit dem Zinkpol beginnen will. Darauf folgt nun eine Kupferplatte, und dann eine feuchte Tuchscheibe. So fährt man mit Zink, Kupfer und feuchtem Tuch dort, bis die Säule vollendet, und durch die geöhrte Kupferplatte geschlossen ist. Auf diese legt man eine kleine, etwas starke Glasplatte, welche, damit sie nicht zersprengt werde, mit etwas Pappe bedeckt wird, und zieht nun die Druckschraube mäßig an; mit der Vorsicht, den Druck nicht so weit zu verstärken, daß die Feuchtigkeit aus den Tuchscheiben herausgepreßt, an den Wänden der Säule herabfließe. Jetzt ist die Säule, bis zum Einhängen der Poldräthe, fertig. Dräthe sind den Ketten vorzuziehen, weil die Glieder der letzteren, wenn man sie nicht einzeln befeuchten will, hemmende Unterbrechungen darbieten. Diese Dräthe werden am besten aus feinem Silber oder aus Platin verfertigt, und müssen, damit sie eine desto größere Beugsamkeit haben, spiralförmig gewunden seyn. Sehr zweckmäßig befestigt man durch Anlöthung an ihren äußeren, d. h. von der Säule abwärts gerichteten Enden etwas stärkere Stängelchen von Silber oder Platin, welche etwa drei bis vier Zoll lang, und mit etwas kürzeren Glasröhren umgeben sind, so daß sie aus denselben etwa einen Zoll lang hervorragen.

Diese Glasröhren dienen als Handgriffe. An den Enden jener Stäbchen befinden sich Schraubengewinde, damit man daselbst silberne, oder aus Platin verfertigte Knöpfchen, oder zugespitzte Kegel, auch hölzerne oder bleierne, aufschrauben könne. Die Länge dieser Dräthe muß, der Bequemlichkeit wegen, wenigstens zwei Fuß betragen; doch sind zu gewissen Zwecken auch längere Dräthe nothwendig, welche aber von Messing oder Eisen angefertigt werden können, weil sie an die Säule, und alsdann an ihren Enden jene Platin- oder Silberdräthe befestigt werden.

Da, wo die Poldräthe an die Oehre der ersten Zink- und der letzten Kupferplatte eingehängt sind, müssen sie, um eine nichtleitende Unterbrechung zu vermeiden, mit einigen Tropfen der Salzauflösung befeuchtet werden. Da diese Flüssigkeit aber bald zersetzt wird, oder verdunstet, so habe ich bei meiner Säule an jenen Stellen kleine Stückchen Waschschwamm angebracht, welche beim Gebrauch mit der Salzauflösung befeuchtet werden.

So eingerichtet, wird die Säule ihren Dienst selten versagen. Sollte aber dieses dennoch der Fall seyn, so untersuche man folgende Umstände.

1) Ob die Oberfläche der Metallplatten gehörig eben und frei von Oxyd sey, und ob sich die Metallplatten innig unter einander berühren.

2) Ob die Tuchscheiben hinlänglich feucht, aber auch nicht so übermäßig mit Feuchtigkeit geschwängert sind, daß diese durch den Druck der Schraube oder durch die eigne Schwere der Metallplatten hervorgepreßt, an den Seitenwänden der Säule herabfließt; denn dadurch wird die Isolirung der Säule aufgehoben.

3) Ob beim Aufbauen der Säule, was die Folgereihe der Metallscheiben betrifft, etwa ein Irrthum begangen worden.

Bisweilen läßt sich aber, trotz aller angewandten Mühe, keine Ursache der Unwirksamkeit der Säule auffinden. Da hilft bisweilen eine gelinde Erwärmung der Metallplatten, oder eine Verstärkung der Salmiakauflösung, welche wenigstens eine Unze in einem halben Quart Flüssigkeit enthalten muß. Dieselbe Menge mäßig starker Salpetersäure auf ein halbes Quart Wasser, verstärkt zwar die Wirkung der Säule ungemein, veranlaßt jedoch, daß die, davon angegriffenen Metallplatten in kurzer Zeit unbrauchbar werden.

Allerdings hat auch die Witterung bedeutenden Einfluß auf die Säule. Trockne, warme Luft ist ihrer Wirkung vortheilhaft, so wie Kälte und Feuchtigkeit sie schwächt. Man will beobachtet haben, daß die Säule im Winter, nämlich im warmen Zimmer, und Frühjahr überhaupt stärker wirke.

Nicht immer ist die Wirkung der Säule gleichmäßig, abgesehen von jener Ungleichmäßigkeit, welche von Witterung und Jahreszeit abhängt. Oft vergehen nach der Aufbauung viertel und halbe Stunden, ehe die volle Wirksamkeit eintritt. Auch die Dauer derselben ist verschieden, und beträgt bisweilen nur wenige Stunden, bisweilen aber auch mehrere Tage. Ein gelindes Rütteln, ein mäßiges Verschieben der Plattenpaare erweckt oft die erlöschende Thätigkeit der Säule aufs Neue. Gewöhnlich sind aber die Tuchscheiben ausgetrocknet, wenn die Säule einige Zeit gewirkt hat, und dann muß sie auseinander genommen werden.

Die Behandlung der Säule nach ihrem Gebrauch erfordert eine gewisse Aufmerksamkeit. Alsbald nach dem Auseinandernehmen werden Zink- und Kupferplatten in besonderen Gefäßen unter Wasser gebracht; denn wenn man beide Metalle in ein Gefäß bringt, so werden die Zinkplatten mit einer Kupferrinde überzogen, welche sich nur schwer durch Scheuern entfernen läßt. Die Kupferplatten werden in Branntweintrank (Spülig), gekocht, und nachher mit feinem Sand gescheuert. Zur Reinigung der Zinkplatten dient das Uebergießen mit verdünntem Essig, und das Scheuern mit gröberem Sande. Die Tuchscheiben müssen jedesmal nach dem Gebrauche in warmen Wasser sorgfältig ausgewaschen werden.

Der gesammte Apparat muß übrigens an einem trockenen Orte aufbewahrt werden.

Im Nothfalle kann man aus Thalerstücken, Zinkplatten von gleicher Größe, und runden Scheiben von

Löschpapier oder Pappe eine Säule aufbauen, welche zum medizinischen Gebrauch hinlänglich wirksam ist.

Ausser der Säule bedarf es indessen zur medizinischen Anwendung noch einiger Geräthschaften, deren nothwendigste ich in Folgendem beschreiben werde.

Die Einrichtung der Poldräthe habe ich bereits früher beschrieben, und dabei bemerkt, daß an ihren Endigungen sehr zweckmäßig Schraubengewinde angebracht werden, um verschieden gestaltete Körper daran zu befestigen. Dergleichen sind: runde Knöpfchen von Messing, oder Silber, zugespitzte Kegel von ähnlichem Metall, Knöpfchen von Blei, welche die Wirkung der Säule mildern, und Knöpfchen oder kleine Kegel von hartem Holze, welche beim Gebrauch etwas feucht seyn müssen, und die Wirkung äußerst mild machen.

Da man bemerkt hat, daß die Empfindung der Erschütterung ungemein verstärkt wird, wenn man sich zum Berühren der beiden Pole langer Dräthe, oder großer Metallmassen bedient; so lasse man sich zu diesem Zwecke hohle messingne Zylinder von fünf bis sechs Zoll Länge und einen bis zwei Zoll Durchmesser anfertigen, so wie einige, an ihren Endungen mit Knöpfen versehene, mehrere Fuß lange Messingdräthe.

Ferner bedarf man einiger Stückchen Badeschwamm, welche angefeuchtet und an die Knöpfe der Poldräthe befestigt, die örtliche Reitzung gar sehr vermehren.

Um eine recht schmerzhafte, örtliche Affektion hervorzubringen bedient man sich eines kleinen Geräthes, welches aus einer, von starkem Messing verfertigten Platte von der Größe eines Zweigroschenstücks besteht. Die eine Fläche dieser Platte ist mit kurzen, scharfen silbernen Spitzen besetzt, auf der andern Fläche befindet sich eine gläserne Handhabe, gleich der Handhabe eines Pettschaftes, und ein kleines Oehr zum Einhängen des Poldrathes. Dieses Scheibchen wird beim Gebrauch fest auf die Haut eingedrückt, so daß seine Spitzen die Epidermis durchdringen.

Bei Gehörkranken, mit welchen bisher fast die meisten galvanischen Heilungsversuche angestellt worden sind, bediente sich der Apotheker Sprenger in Jever (siehe Gilbert's Annalen der Physik, elfter Band) einer sehr künstlichen Vorrichtung um eine Reihe gleichmäßiger, und rasch auf einander folgender Erschütterungen hervorzubringen. (Siehe Beschreibung der Apparate und ihrer Zeichnungen.

Von der Anwendung der galvanischen Elektrizität als Heilmittel.

Nachdem ich vorläufig die nöthigen Geräthschaften und Vorrichtungen beschrieben habe, werde ich ihren Gebrauch, so wie die Anwendung der galvanischen Elektrizität überhaupt genauer angeben.

Im Allgemeinen lassen sich folgende Gesetze aufstellen.

1) Derjenige Theil des menschlichen Körpers, welcher der Einwirkung der galvanischen Strömungen ausgesetzt werden soll, muß in einer leitenden Verbindung zwischen die beiden Pole der Säule gebracht werden und mithin selbst ein Glied der zu schließenden, galvanischen Kette darstellen. Denn da die Wirkung der Säule stets auf einer Doppelströmung beruht, so kann von einer bloßen Annäherung, wie an den, mit Elektrizität ge-

füllten Konduktor einer gewöhnlichen Elektrisirmaschine, keine Wirkung erwartet werden.

2. In einer solchen galvanischen Kette dürfen durchaus keine nichtleitende Unterbrechungen vorkommen, da selbst die kleinsten, z. B. das trockne Oberhäutchen des menschlichen Körpers, im Stande sind, die Strömungen zu hemmen. Daher müssen diejenigen Stellen, an welchen die Poldräthe oder Pole selbst die Haut berühren, entweder von Natur dünnhäutig oder feucht, oder von ihrer Epidermis entblößt seyn, z. B. durch die Wirkung kleiner Blasenflaster; oder sie müssen mit Salzauflösung befeuchtet werden.

3) Beim Schließen der Kette muß durchaus überall Kontakt, wirkliche Berührung statt finden, weil die galvanischen Strömungen nicht in die Ferne, durch die Luft hindurch, wirken. Doch ersetzen feuchte Zwischenleiter, z. B. Wasser, die Berührung. Wenn daher die beiden Poldräthe in zwei verschiedene Gefäße mit Wasser getaucht werden, und man taucht die Hände in beide Gefäße, ohne die Poldräthe zu berühren; so wird dadurch ebenfalls die Kette geschlossen.

Was die Wege betrifft, welche die galvanischen Strömungen nehmen, so gilt überall das, schon früher von den Strömungen der gewöhnlichen Elektrizität Gesagte.

Es lassen sich zwei Hauptmethoden der Anwendung des Galvanismus als Heilmittel festsetzen, nämlich die Anwendung der Erschütterungen, d. h. der Wirkungen, welche ein abwechselndes Schließen und Oeffnen der Kette hervorbringt, und die Anwendung der andauernden, galvanischen Strömungen, d. h. der Wirkung der geschlossenen Kette. Bisher hat man sich besonders nur der Erschütterungen als Heilmittel bedient, obgleich die andauernde Strömung, dem Anschein nach schwächer wirkend, dennoch in vielen Fällen den Vorzug verdienen mag.

Bei Anwendung der Erschütterungen kommt es besonders darauf an, ob dieselben nur überhaupt auf den gesammten Theil, welcher innerhalb des Erschütterungskreises liegt, wirken sollen; oder ob man auch ausserdem noch eine örtliche Reitzung an der Stelle, wo der eine oder andre Pol zuerst auf die Oberfläche des Körpers wirkt, beabsichtigt. Im ersten Falle, oder, wenn man gar jene örtliche Reitzung verhüthen will, vermeide man es, die Kette an der Oberfläche des zu behandelnden Theils zu schließen. Ein Beispiel mag dies erläutern. Gesetzt der Operirende habe die Absicht, einem Arme die Erschütterung mitzutheilen, und wünsche es dabei zu vermeiden, daß eine oder die andre Hautstelle örtlich gereitzt werde. In diesem Falle dient folgendes Verfahren. Man verbindet die Schulter mit dem Drathe des einen Pols der Säule, und läßt die Hand derselben Seite in ein Gefäß mit Wasser tauchen. Alsdann berührt man die Oberfläche des, in jenem Gefäße enthaltenen Wassers mit dem Drathe des entgegengesetzten Pols. Die Erschütterung wird den ganzen Arm treffen, aber die örtliche Reitzung einer kleinen Hautstelle, welche statt finden würde, wenn die Schließung der Kette nicht, wie hier, an der Oberfläche des Wassers, sondern an irgend einer Stelle der Hand, durch Berührung derselben mit dem Poldrathe geschähe, fällt, wie leicht einzusehen, hinweg.

Soll hingegen jene örtliche Reitzung statt finden so muß die Schließung der Kette an jenem, zu reitzenden Theil der Oberfläche des Körpers selbst geschehen.

Die Schwäche oder Stärke der Erschütterungen kann auf verschiedene Art modifizirt werden. Zuvörderst hängt sie von der Anzahl der Plattenpaare der Säule ab; sodann auch von der respektiven Empfindlichkeit des behandelten Theils, bedingt durch den größeren oder geringeren Reichthum desselben an Nerven, und durch ihr Hervortreten an die Oberfläche. Daher werden die Erschütterungen, und überhaupt die Wirkungen der galvanisch elektrischen Strömungen vorzüglich stark in Theilen empfunden, in welchen die Nerven als Sinnesorgane, oder vielmehr in Sinnesorganen endigend hervortreten. Verbindet man z. B. den Oberarm mit dem einen Pol der Säule, und schleßt alsdann die Kette durch Annäherung des Poldrathes der entgegengesetzten Seite an die Fingerspitzen des nämlichen Arms; so werden die Erschütterungen weit heftiger seyn, als wenn die Schließung der Kette am Handgelenk, oder an einer Stelle des Unterarms statt gefunden hätte. Denn die Fingerspitzen sind einmal reich an Nerven, und dann erheben sich diese Nerven als Gefühls- oder vielmehr Tastwärzchen und treten an die Oberfläche hervor.

Ein anderes Mittel, um die Erschütterungen zu verstärken, besteht in der Anwendung von Mittelleitern. Taucht man z. B. die beiden Poldräthe in zwei verschiedene, isolirte Gefäße mit Wasser, und schleßt dann die Kette durch Berührung der Wasserflächen in den beiden Gefäßen vermittelst der Hände, so wird der, auf diese Weise empfundene Erschütterungsschlag bedeutend stärker seyn, als ohne Anwendung der flüssigen Zwischenleiter.

Eben so wird eine Verstärkung der Erschütterungen durch lange, oder durch solche Zwischenleiter bewirkt, welche eine große Oberfläche haben.

Man berühre, z. B. die beiden Pole der Säule vermittelst langer Metalldräthe, welche man in den Händen hält, und die Erschütterung wird ungemein heftig ausfallen. Dasselbe findet statt, wenn man sich unter ähnlichen Umständen hohler messingner Zylinder oder Kugeln bedient, oder auch sonst metallner Körper mit großer Oberfläche.

Nach dem, bereits früher bei der Anweisung zur Anwendung der gewöhnlichen Elektrizität genau angegebenem Verfahren, die Richtung der Schläge und Strömungen zu bestimmen, wird es leicht seyn, dies Verfahren auch auf die Anwendung der galvanischen Elektrizität zu beziehen. Daher werde ich nur solche Methoden anführen, welche von den Methoden, die gewöhnliche Elektrizität anzuwenden, abweichen.

Starke Schläge durch den Kopf hindurch sind im Ganzen zu vermeiden, indem sie gewöhnlich üble, wenigstens unangenehme Folgen haben. Wohl aber giebt es Fälle, in welchen einzelne Stellen des Kopfes zu behandeln sind. Da muß man denn eine solche Einrichtung treffen, daß die Strömungen ihren Weg nur oberflächlich, durch die Kopfbedeckungen, nehmen. Bei der Lähmung z. B. eines Gesichtsmuskels legt man die Poldräthe auf eine solche Weise an, daß sie seinen Ursprung und seinen Ansetzungspunkt, oder der Ursprung seines Nerven und seine Insertion, berühren.

Bei der Anwendung der Erschütterungen auf das Auge, welche im Anfange sehr schwach seyn müssen, weshalb man sich auch nur weniger Plattenpaare bedienen darf, kommt es nun zuvörderst darauf an, welche Richtung der Erschütterungsschlag haben, welche Theile des Auges er treffen soll. Sobald nur die Oberfläche des Auges zu berühren ist, dienen folgende Verfahrungsarten.

Der Kranke taucht die Hand derjenigen Seite, auf welcher sich das leidende Auge befindet, in ein Gefäß mit Wasser, welches mit dem Drathe des einen Pols der Säule in Verbindung gesetzt worden ist. Darauf berührt der Operirende mit dem Knöpfchen des andern Poldrathes die Suborbitalgegend, oder auch den kleinen Raum über und zwischen beiden Augenbraunen, welcher Glabella genannt wird. Man kann aber auch den ersten Poldrath dicht unter dem Auge anlegen, und mit dem andern die genannten Gegenden berühren. Sollen die Erschütterungen mehr in die Tiefe des Auges dringen, so legt man den ersten Pol hinten im Genick, hinter den Ohren, oder in der Mitte des Hinterkopfes an, und berührt mit dem andern das geschlossene Augenlied *). Will man den Thränenkanal wirken, so bringt man den einen Pol in das Nasenloch der leidenden Seite, und berührt darauf mit dem andern den Raum zwischen dem innern Augenwinkel und der Nasenwurzel.

Bei Lähmungen der Augenmuskeln, oder bei amaurotischen Affektionen des Auges kann man dreister durch

*) Osiander empfahl auch die Anwendung metallner Linsen, welche unter das Augenlied geschoben werden

Vermehrung der Plattenpaare die Wirkung der Säule steigern; oder sich andrer Verstärkungsmittel, z. B. der langen Metalldräthe oder der hohlen Metallzylinder bedienen, welches Verfahren auch eigentlich den Vorzug verdient, weil dadurch nicht, wie durch Vermehrung der Plattenpaare, die intensive Wirkung der Säule, sondern nur der Eindruck auf das Empfindungsvermögen gesteigert wird.

Bei großer, sowohl allgemeiner als örtlicher Unempfindlichkeit und Torpidität kann es sogar Fälle geben, in welchen es zweckmäßig ist, einige Stellen; z. B. in der Supraorbitalgegend und am warzenförmigen Fortsatz hinter den Ohren durch kleine Blasenpflaster von der Epidermis zu entblößen, und an solchen Stellen die Poldräthe anzulegen. Dieses Verfahren ist besonders bei amaurotischen Affektionen nützlich.

In allen Fällen fängt man jedoch bei der Behandlung eines so zarten und empfindlichen Organs, als das Auge ist, mit den schwächsten Graden der Einwirkung an, und steigt allmälig von der einfachen Kette zu zwei, drei, und mehreren Plattenpaaren. Dabei bedient man sich anfänglich der angefeuchteten, hölzernen Knöpfchen auf den Poldräthen, geht dann zu den bleiernen, und endlich zu den Silber- und Messingknöpfchen über. Spitzen, zur Berührung angewendet, wirken bei der Säule einen stärkern Reitz, als Knöpfchen, daher entgegengesetzt, als bei der gewöhnlichen Elektrizität. Denn bei der letzten wird durch die Spitzen eine langsamere Entladung bewirkt, bei der galvanischen Säule hingegen bewirkt die spitzige Form des zur Berührung einer Stelle des Körpers gewählten Werkzeuges, daß die intentensiv mächtige, elektrische Strömung, in einen kleinen Punkt konzentrirt, in den menschlichen Körper übergehen, und deshalb an der berührten Stelle eine stärkere Reitzung erregen muß.

Da der Kupferpol, oder der negative, milder wirkt, so muß derselbe, bei Behandlung des Auges zuerst auf dieses zarte Organ angewendet werden. Alles, über die Behandlung des Auge Gesagte läßt sich auch, mit einigen Modifikationen, auf die Behandlung des Ohres anwenden. Sie erfordert, wegen der Wichtigkeit dieses Organs, und seiner nahen Verbindung mit dem Gehirn große Vorsicht.

Es ist hier der Ort, eine schon früher erwähnte, vom Apotheker Sprenger erfundene Vorrichtung genauer zu beschreiben. (Siehe Taf. II. Fig. 2.).

Am Zinkpol einer galvanischen Säule (f. 2. a) hier der obere, befindet sich ein dünner, etwa drei bis vier Fuß langer Messing- oder Silberdrath (a) mit einer, einige Zoll langen Glasröhre umgeben, und an seinem Ende (b) mit einem erbsengroßen Knöpfchen versehen. Diesen Drath nennt Sprenger den Mittheiler. Der Leiter des Kupferpols, hier der untere, ist ein gerader, starker, vier Zoll langer Messingdrath (c), welcher vermittelst eines kleinen Scharniers (d) an der untersten, etwas hervorragenden Kupferplatte so befestigt ist, daß er leicht nach auf- und abwärts bewegt werden kann. Diesen Drath nennt Sprenger den Erreger. Er ruht in seiner Mitte auf einem Drilling oder Drehling (e) mit vier Sprossen, welcher durch ein, von einem Gewichte getriebenes Uhrwerk in Bewegung gesetzt wird. Dieses Uhrwerk (f) wird durch einen Windfang (g) in seinem Gange regulirt, dessen Flügel gestellt werden können.

Die Stäbe oder Sprossen des, etwa zwei Zoll langen Drehlings sind, der Isolirung des Erregers wegen, von Glas. Durch diese Stäbe wird der Erreger gleichförmig in seinem Scharnier auf- und nieder bewegt, und berührt bei seinem Niedersinken, mit seinem, von der Säule abstehenden Ende jedesmal ein Instrument, von Sprenger der Berührer genannt. Dieses Instrument ist ein hohler, etwa vier Zoll langer, und einen Zoll im Durchmesser haltender, an seinen Enden abgerundeter Zylinder von Messingblech (h). Es wird von dem Kranken in der Hand gehalten, und zwar so, daß es von dem Erreger bei seinem Niederfallen berührt werden kann. Dabei legt der Operirende den Knopf des Mittheilers an irgend einen Theil des äußeren Ohrs des Kranken. Man sieht leicht ein, daß, unter diesen Umständen, mit einem jeden Niederfallen des Erregers auf den Berührer ein Schließen und mit jedem Aufheben desselben ein Oeffnen der Kette verbunden ist. Die Erschütterungen können aber bei dem angegebenen Verfahren nicht das Innere des Ohrs treffen. Wird dies gefordert, so muß der Kranke den Berührer mit der Hand der, dem kranken Ohre entgegengesetzten Seite halten. Auch versuchte Sprenger, den einen Pol an das äußere Ohr, den andern im innern des Mundes an die Eustachische Röhre anzulegen; allein die, dadurch hervorgebrachten Erschütterungen konnten von den Kranken nicht lange ertragen werden.

Eben so bedenklich, und mit höchst unangenehmen Empfindungen und Folgen verbunden, sind die Schläge welche man quer durch den Kopf hindurch von einem Ohr zum andern leitet. Zweckmäßiger ist es, wenn man den einen Pol an das Kinnbackengelenk, wo der Gesichtsnerv hervortritt, den andern in der Gegend des warzenförmigen Fortsatzes hinter dem Ohre, angelegt

Auch bei der Behandlung des Gehörorgans wird es bisweilen nöthig, sich der Blasenpflaster zu bedienen, um kleine Stellen hinter dem Ohre, am Kinnbackengelenk von der Oberhaut zu entblößen, und dort die Poldräthe anzulegen.

Die Einwirkung der Säule auf das Geruchsorgan findet statt, sobald der eine Poldrath mit der innern Nase selbst, der andre mit den Lippen, den Wangen oder der Zunge in Berührung gebracht wird. Man muß ebenfalls mit schwachen Graden den Anfang machen.

Die Zunge erfährt die Wirkungen der galvanischen Strömung, wenn der eine Pol im Genick, zwischen den Schulterblättern, oder, wenn nur die eine Hälfte dieses Organs, wie z. B. bei Lähmung desselben, affizirt werden soll, hinter dem Ohre angelegt wird, der andre aber die Zunge selbst berührt.

Um auf die Respirationsorgane zu wirken, setzt man den einen Pol mit dem obern Theil des Rückenmarks etwa in der Gegend des letzten Halswirbels, den andern mit dem untern Theil des Brustbeins in Verbindung. Wilson Philipp, welcher die galvanische Elektrizität im Asthma, wenn es nicht krampfhafter Natur ist, anrühmt, läßt eine Zinkplatte auf den Rücken, eine Kupferplatte auf die Brust legen, und beide mi ihren respektiven Polen verbinden. Auch kann man den einen Pol da anlegen, wo der Zwergfellsnerv (nervus phrenicus) entspringt; nur muß in diesem Falle die Einwirkung nicht lange fortgesetzt werden. Denn als ich jenen Versuch einst an mir selbst machte, und etwa zwanzig bis dreißig Schläge mir beigebracht hatte, mußte ich fast den ganzen Tag hindurch mit einer bedeutenden Engbrüstigkeit kämpfen.

Bei der Einwirkung auf die Extremitäten werden die beiden Pole mit den beiden Endpunkten dieser Theile verbunden, wobei man besonders den Ursprung und die Endigung ihrer Nerven berücksichtigt. Es versteht sich von selbst, daß dergleichen Theile stärkere Grade der Einwirkung ertragen.

Alles, was über die Anwendungsarten der Erschütterungsschläge gesagt worden ist, gilt auch bei der Anwendung der andauernden Strömungen, oder der geschlossenen Kette. Der Unterschied besteht, wie leicht einzusehen, nur darin, daß man die angelegten Poldräthe so lange in ihrer Lage erhält, als die geschlossene Kette wirken soll.

Ueber die Anwendung der galvanischen Elektrizität in Krankheiten.

Der Galvanismus hat mit der Elektrizität darin ein gleiches Schicksal gehabt, daß man in ihm anfänglich den Schlüssel zur Auflösung mancher Räthsel des lebendigen Organismus, und ein Mittel suchte, welches Wunderwirkungen versprach. Als diese Erwartungen nicht erfüllt wurden, vergaß man seiner fast gänzlich.

Allein der Galvanismus ist gewiß, auch als Heilmittel betrachtet, höchst wichtig. Freilich erfordert auch seine Anwendung Geduld und Ausdauer, und man sah in manchen Fällen die heilsamen Wirkungeu erst nach Monaten erfolgen. Auch sind bei der Handhabung dieses Mittels gute, physikalische Kenntnisse unentbehrlich; so wie eine gewisse Uebung und Gewandheit im Operiren, welche nur durch eine fortgesetzte Beschäftigung mit physikalischen Experimenten erlangt werden kann.

Leider hat man noch im Ganzen zu wenig Erfahrungen über die Wirksamkeit dieses Mittels gemacht, um mit Bestimmtheit angeben zu können, in welchen Krankheitsgeschlechtern und Gattungen dasselbe ausschließlich Hülfe erwarten ließe. Unter den vorhandenen Erfahrungen über die Wirksamkeit des Galvanismus in Krankheiten zeichnen sich besonders die Heilungen von Gehörkranken und Taubstummen aus, welche der Apotheker Sprenger in Jever durch seinen, oben beschriebenen Apparat bewirkte.

Leider bestätigte sich jedoch die Wirksamkeit dieses Heilmittels in den genannten Krankheiten, bei den im Taubstummeninstitute zu Berlin angestellten Versuchen keinesweges.

Auch in Lähmungen hat man den Galvanismus nicht selten mit großem Erfolg angewendet. Mir selbst ist ein merkwürdiges Beispiel der Art vorgekommen. Der Galvanismus heilte eine Lähmung rheumatischen Ursprungs, welche alle Extremitäten des Kranken befallen hatte. Westrumb heilte durch den Galvanismus eine Hemiplegie bei einem Greise; und bald darauf die Lähmung eines, nach einer mechanischen Verletzung davon befallenen, und bereits abgezehrten und kontrakten Arms.

Dr. Walther in Wien wandte die galvanische Elektrizität in einer Lähmung der oberen Extremitäten nach einer Bleikolik, bei Trägheit der peristaltischen Bewegungen des Darmkanals, bei der Amenorrhöe, beim schwarzen Staar mit Entmischung des Glaskörpers, bei einer Schwerhörigkeit, nach einem typhösen Fieber entstanden, bei einer angebohrnen Taubheit auf dem linken, und einer Schwerhörigkeit auf dem rechten Ohr, mit gutem Erfolge an. Er heilte ferner arthritische Augenentzündungen, eine Taubheit des linken Ohres, entstanden nach einem, in großer Nähe gefallenen Kanonenschuße, durch einmalige Anwendung des Galvanismus; Knochenanschwellungen, eine Anchylose im Kniegelenk, chronische Fußgeschwüre durch andauernden Gebrauch.

Bei der, mit gutem Erfolg unternommenen Anwendung dieses Mittels auf eine Zungenlähmung sah man einen unschädlichen, nach einiger Zeit von selbst wiederum verschwindenden Speichelfluß entstehen.

Wilson Philipp sah in denjenigen Gattungen von Asthma, welche nicht krampfhafter Natur waren, Erleichterung und gänzliche Heilung nach der Anwendung des Galvanismus auf eine, früher angegebene Weise, erfolgen.

Rein entzündliche Affektionen sind allerdings nicht zur Anwendung dieses Mittels geeignet. Eben so wenig scheinen erethistische Nervenaffektionen, Krämpfe und Konvulsionen dasselbe zu ertragen. Wohl aber hat es sich oft heilsam bewiesen in Lähmungen und bei einer örtlichen Schwäche einzelner Theile, überhaupt in allen jenen Affektionen, welchen Mangel an Lebensthätigkeit und Atonie zum Grunde liegt. Die Wirkung dieses Mittels scheint tief in die Reproduktion einzugreifen, und selbst Rückbildungen, und die Resorbtion krankhafter, ausgesonderter und abgesetzter Stoffe bewirken zu können.

Dieses läßt sich auch einigermaaßen daraus erklären, daß die galvanischen Strömungen nicht nur das Empfindungsvermögen affiziren, sondern auch die kräftigsten chemischen Wirkungen äußern, so daß die Idee eines meiner Freunde, vermittelst des Galvanismus krankhafte, an irgend einer, der Oberfläche naheliegenden Stelle des Körpers abgesetzte Stoffe, Gichtknoten, steinigte Konkretionen aufzulösen, sich vielleicht in der Folge realisiren dürfte.

Da der Einfluß des Galvanismus auf die Sekretionen erwiesen ist, und diese größtentheils vom Nervensystem ausgehen, oder wenigstens durch die Einwirkung desselben modifizirt werden; so ist es nicht unwahrscheinlich, daß eine genaue anatomische Kenntniß dieses Systems, und eine phisiologische seines Zusammenhangs und seiner Sympathieen, verbunden mit einer genauen Kenntniß des Galvanismus, und mit einer bedeutenden Geschicklichkeit in der Anwendung desselben einst die Stimmung einzelner Sekretionsorgane, vermöge sie krankhafte Sekrete hervorbringen, z. B. die krankhafte Sekretionsthätigkeit der Nieren in der Harnruhr, welche doch höchst wahrscheinlich vom Nervensystem ausgeht, vermittelst des Galvanismus zu modifiziren und zur Norm zurückzuführen.

Die galvanische Elektrizität hat außerdem noch, wie die gewöhnliche, den Vorzug von vielen andern Heilmitteln, daß man sie auf innere tiefliegende Theile anwenden kann. Ihr intensiv mächtiges Wirken läßt aber fast noch mehr, als die Wirkung der gewöhnlichen Elektrizität orwarten.

Daher wünsche ich mit ganzer Seele, durch gegenwärtige, unvollkommne Abhandlung auf die Wichtigkeit der Elektrizitäten als Heilmittel aufmerksam gemacht zu haben. Möchten sich doch mehrere Aerzte damit beschäftigen. Eine Summe von nützlichen Erfahrungen, welche allein unsre Wissenschaft wahrhaft bereichern können, würde sie für die Mühe und Anstrengung belohnen, welche allerdings mit der Handhabung dieser Mittel verbunden ist. Besonders würden sich große Krankenanstalten, wo die Kranken von den Aerzten im Auge behalten werden können, zur Anwendung dieser Mittel eignen.

Ueber die Anwendung der Elektrizität und des Galvanismus als Erweckungsmittel im Scheintode, und als Prüfungsmittel des wirklichen Todes.

Aus Allem, was uns die Erfahrung und eine theoretische Beurtheilung über die Wirkungsweise der gewöhnlichen Elektrizität erkennen lassen, ergiebt sich, daß schon sie ein sehr wichtiges Erweckungsmittel in vielen Fällen des sogenannten Scheintodes, der Asphyxie, abgeben müsse.

Noch mehr läßt sich aber das Gesagte auf den Galvanismus anwenden. Vorzüglich scheint der Umstand, daß man die Wirkung dieser Mittel selbst bis auf innere, tiefliegende Organe ausdehnen kann, welchen sonst nicht leicht mit irgend einem Mittel beizukommen ist, uns zu großen Erwartungen zu berechtigen.

Leider

Leider ward mir nicht selbst Gelegenheit, die gewöhnliche Elektrizität, von welcher ich zuförderst zu handeln gedenke, im Scheintode anzuwenden. Daher kann ich freilich nur das Vorgefundene anführen, und hie und da Vermuthungen wagen, welche ich als das, was sie sind, und nicht als, durch die Erfahrung erprüfte Sätze aufzunehmen bitte.

Es liegt ausserhalb der mir vorgestreckten Gränzen die verschiedenen Arten des asphyktischen Zustandes anzugeben und diejenigen herauszuheben, welche sich zur Anwendung der Elektrizität ausschließlich eignen. Leider ist dies freilich auch nicht von früheren Schriftstellern, so viel mir bekannt, geschehen; doch bemerkt Berends in seinen therapeutischen Vorträgen, daß sich besonders die, durch Ertrinken entstandene Asphyxie zur Anwendung der Elektrizität eigne.

Ueberhaupt läßt sich wohl voraussetzen, daß dieses Mittel in denjenigen Zuständen nützlich seyn könne, welche aus Entziehung wichtiger Lebensinzitamente hervorgegangen sind. Dahin gehören Entziehung der zum Athmen nöthigen Luft durch Verschließung der Luftwege, wie z. B. bei Erhängten, Erdrosselten, Ertrunkenen; ferner Erstickungen durch den Aufenthalt in solchen Luftarten, welche nicht zugleich spezifisch schädlich auf das Nervensystem der Lungen und des gesammten Organismus wirken, sondern nur dadurch nachtheilig werden und tödten, daß ihnen das natürliche Inzitament der Lungen, das Sauerstoffgas fehlt. Dergleichen sind das Stickgas, und zum Theil auch das vollkommne kohlensaure Gas. Kohlendampf hingegen, oder vielmehr das, aus noch dampfenden Kohlen entwickelte Kohlengas (unvollkommne Kohlensäure) wirkt offenbar nicht blos durch den Mangel an Sauerstoffgas, sondern ausserdem noch spezifisch schädlich, lähmend auf das Nervensystem.

Beim Ertrinken wird dem Organismus nun noch außer der Luft ein andres, wichtiges Lebensinzitament, die Wärme, plötzlich entzogen, und dieser Umstand trägt gewiß Vieles zur Hervorbringung eines asphyktischen Zustandes bei, welcher bald in den wirklichen Tod übergeht.

Dagegen giebt es gewiß asphyktische Zustände, in welchen jede Erregung, mithin selbst der gelindeste Grad der elektrischen Einwirkung das schwache Lebensfünkchen vollends zu verlöschen im Stande ist. Diese Zustände sind den vorhererwähnten in so fern gleichsam entgegengesetzt, daß sie aus einem Uebermaaß an Inzitamenten entstanden sind. Daher wird in ihnen nicht selten das Leben nur dadurch erhalten, daß alle Reitze überhaupt, und selbst die feinsten, abgehalten werden; daher kommen dergleichen Unglückliche oft erst im Sarge, welcher der Luft, dem Lichte und jedem Sinnenreitz den Zutritt zu ihnen verwehrt, ins Leben zurück.

Im Allgemeinen gilt auch hier das, bei der Anweisung zur Anwendung der Elektrizität aufgestellte Gesetz, mit den schwächsten Graden der Einwirkung anzufangen. Doch läßt sich in Fällen, wo die elektrische Reitzung einmal angezeigt ist, von der bloßen Anfüllung oder der unmerklichen Strömung wohl kaum etwas erwarten.

Wohl aber kann man den Anfang mit dem elektrischen Hauche machen. Man giebt ihm eine Richtung auf empfindliche Stellen, auf das Gesicht, auf die Angealider, die Herzgrube, und kann auch vermittelst desselben reitzende Dünste in das Innere der Nase bringen, wohin sie, unter diesen Umständen, wegen Mangel des Athemzuges, sonst nicht gelangen würden.

Doch darf man wohl nicht lange die stärkeren Grade der Einwirkung verabsäumen. Man gehe daher bald zum Gebrauch der einfachen Funken über. Man isolire den Kranken, weil man dadurch in den Stand gesetzt wird, bald aus diesem, bald aus jenem Theil des Körpers, wie es die Umstände erfordern, Funken zu ziehen, und setze ihn mit dem negativen Sammler der Maschine in Verbindung. Man nehme nun die Funken vermittelst einer großen Kugel des Funkenziehers aus den empfindlichsten Stellen, bei Ertrunkenen auf dem Kehlkopfe, den Präkordien, den beiden Gegenden des Halses, wo die Zwerchfellsnerven entspringen. Bei gewissen Fällen kann man auch auf das Rückenmark wirken, oder Funken auf die Herzgegend schlagen lassen. Dabei muß man so viel als möglich einen örtlichen Hautreitz hervorzubringen suchen, und zugleich nicht vergessen, daß die Haut, die Sinneswerkzeuge und die innere Fläche des Darmkanals diejenigen Gegenden sind, durch welche man auch vermittelst andrer Reitze erregend auf das Nervensystem überhaupt wirken kann.

Das Meiste läßt sich allerdings von Erschütterungsschlägen erwarten. In einem, bei Kühn angeführten Falle von heftiger, und allgemeiner Kommotion waren die Erschütterungen allein im Stande, das Leben des Knabes, welches aus einem hohen Fenster auf das Steinpflaster herniedes gestürzt war, zurückzurufen.

Das Lanesche Elektrometer setzt uns in den Stand, am sichersten den Grad der Stärke und die Richtung der Erschütterungsschläge zu bestimmen. Um z. B. die Schläge durch die Brust zu leiten, und zugleich die Zwerchfellsnerven zu berühren, legt man die, vom Elektrometer ausgehende Leitungsschnur (siehe oben) um den Hals, und befestigt die Schnur der äußeren Belegung in der Herzgrube, oder in dem einen oder andern Hypochondrium. Will man das Herz mit einem Erschütterungsschlage treffen, so befestigt man die Schnur des Elektrometers am obern Theil des linken Schulterblattes, und läßt das Ende der, der äußeren Belegung zugehörigen Leitungsschnur in der Gegend der linken Brustwarze die Haut berühren.

Nach diesen gegebenen Beispielen wäre es überflüßig, das Verfahren umständlich in den Fällen anzugeben, wo die Schläge durch die Länge des Rückenmarks, durch den Unterleib, vom Rückenmark nach der Nabelgegend, quer durch den Kopf, oder vom Nacken aus durch den Kehlkopf zu leiten sind.

Ob es nicht in gewissen Fällen von Scheintodt, selbst in Krankheiten, welche von einem lähmungsartigen oder krampfhaften Zustande des Darmkanals ausgehen, einen großen Erfolg haben könnte, wenn man denselben seiner ganzen Länge nach elektrischen Erschütterungen aussetzte? Dergleichen Fälle sind besonders hartnäckige Verstopfungen, rhacchialgische Koliken. Zu dem Ende müßte man die Schnur des Elektrometers in den Mund, die Schnur der äußeren Belegung in den After bringen.

Im Anfange der Anwendung elektrischer Erschütterungen stellt man den Knopf des Elektrometers dem

Knopfe der innern Belegung sehr nahe, damit die Selbstentladungen der Flasche rasch hinter einander erfolgen und nur schwach ausfallen. Allmälig entfernt man die beiden Knöpfe immer mehr von einander, und bewirkt dadurch eine steigende Verstärkung der Schläge. Auch ist es zweckmäßig, bei dem ganzen Verfahren kleine Pausen eintreten zu lassen, damit man der geringen Reitzbarkeit Gelegenheit und Zeit gebe, sich anzusammeln.

Ist eine Flasche, welche mit einem Laneschen Elektrometer versehen, nicht zur Hand, so kann man bequem und zweckmäßig auf folgende Weise operiren. Man bringt den Kranken auf das Isolirgestell, und verbindet ihn an dem einen Ende desjenigen Theils, welcher den Erschütterungen ausgesetzt werden soll, oder überhaupt an einer wichtigen Stelle des Körpers, z. B. am Genick, durch eine Leitungsschnur mit dem Knopfe der innern Belegung einer Flasche, und zugleich mit dem Sammler der Maschine. Aus dem andern Ende des, zu erschütternden Theils, oder sonst aus beliebigen Stellen des Körpers nimmt man jetzt, während die Maschine in fortdauernde Bewegung erhalten wird, den Erschütterungsschlag vermittelst eines Funkenziehers, welcher durch eine Leitungsschnur mit der äußeren Belegung der Flasche verbunden ist. Man kann bei diesem Verfahren wohl die Richtung des Schlages, nicht aber seine Stärke genau bestimmen, und muß sich ohngefähr nach den Umdrehungen der Scheibe, und nach der Pause zwischen einem jeden Schlage richten.

Fehlt aber auch ein Isolirgestell, so verbindet man das eine Ende des zu erschütternden Theils durch eine Leitungsschnur mit der äußeren Belegung einer geladenen Flasche, und giebt dem andern Ende, durch Annäherung des Knopfes der innern Belegung, den Erschütterungsfunken.

Die Erfahrung lehrt, daß dergleichen Belebungsversuche überhaupt nicht lange genug fortgesetzt werden können, und daß man selbst nach mehrstündiger, vergeblicher Anwendung derselben noch nicht alle Hoffnung eines Erfolges aufgeben müsse.

Die galvanische Elektrizität, läßt als Belebungsmittel in asphyktischen Zuständen vielleicht noch größere Erwartungen zu, weil uns die Erfahrung lehrt, daß nach dem wirklichen Tode, wenn die gewöhnliche Elektrizität keine Spur von Wirkung mehr äußert, dennoch galvanische Erschütterungen kräftige Reaktionen hervorbringen.

Sowohl von den Indikationen, als von der Art ihrer Anwendung gilt alles, von der Anwendung der gewöhnlichen Elektrizität Gesagte. Nur möchte sie noch weniger, als diese, in jenen Zuständen, welche ich bereits oben erwähnt, und welche aus einem Uebermaaß der Reitzung hervorgegangen sind, anwendbar seyn. Zu jenen Zuständen gehören, wie ich beiläufig bemerken will, tiefe Ohnmachten nach gewaltsamen Anstrengungen aller Art, und auch vielleicht die Asphyxie, welche der Blitzschlag hervorbringt. Denn man hat gefunden, daß in dieser Asphyxie das Eingraben des Betaubten in die frische Erde vortheilhaft wirkt, vielleicht durch das Abhalten mancher Inzitamente.

Man muß ebenfalls die Einwirkung auf wichtige Theile, auf die Respirationsorgane, auf das Herz und den Darmkanal vorzüglich berücksichtigen. Wenn man auf den Darmkanal wirkt, d. h. den einen Pol in den

Mund, den andern in den After bringt, so ist allerdings Vorsicht nöthig. Uebrigens aber muß man bis zu den stärksten Graden der Einwirkung steigen, und alle Verstärkungsmittel zu Hülfe nehmen, wozu besonders das von Bremser angegebene, mit Spitzen, welche in die Haut eingedrückt werden, besetzte Scheibchen gehört. Auch muß man in der Folge auf die empfindlichsten Stellen, z. B. auf die innere Haut der Nasenlöcher, auf das Zahnfleisch u. d. wirken, und sich zuletzt selbst der Einschnitte in die Haut bedienen; sogar an Stellen, wo dies ohne große Gefahr geschehen kann, Nerven bloslegen, um auf diese zu wirken.

Sehr zweckmäßig möchte es endlich seyn, den Scheintodten in ein laues Bad aus Salzwasser zu bringen. Man könnte dann den einen Poldrath in diese Flüssigkeit eintauchen, und durch die Berührung der, aus dem Wasser hervorragenden Theile des Körpers, recht wirksame und weitverbreitete Erschütterungen hervorbringen.

Da bei Rettungsversuchen alles darauf ankommt, daß sie sobald als möglich angestellt werden; so findet die Anwendung der galvanischen Elektrizität, wegen des Zeitraums, welchen die Erbauung einer hinlänglich kräftigen Säule erfordert, nicht selten zu spät statt. Wir verdanken dem einsichtsvollen Dr. Bremser in Wien die Angabe eines galvanischen Apparats, welcher binnen wenigen Minuten in Thätigkeit gesetzt werden kann.

Die Kupferplatten dieses Apparats sind mit den Zinkplatten zusammen gelöthet, und werden in einem liegenden Blechkasten mit Fließ- oder Löschpapier, gleich der gewöhnlichen Säule, geordnet. Ein isolirendes Gestell hält das Ganze zusammen, so daß der Apparat, in dem oben erwähnten Blechkasten liegend, nur herausgenommen werden darf, nachdem er mit einen Salzauflösung übergossen worden. Die Ränder der zusammengelötheten Plattenpaare sind nämlich mit einem isolirenden Lackvirniß überzogen, so daß nach dem Abtrocknen derselben vermittelst eines gewärmten Handtuches, eine, zur Wirkung der Säule hinlängliche Isolirung statt findet. Der Vortheil, welchen dieser Apparat in Fällen, wo eine schleunige Anwendung der galvanischen Elektrizität nöthig ist, gewähren kann, fällt in die Augen.

Was die Anwendung der Elektrizität und des Galvanismus als Prüfungsmittel des wahren Todes betrifft, so muß man allerdings eingestehen, daß der wahre Tod angenommen werden kann, sobald man wahrnimmt, daß die stärksten elektrischen und galvanischen Einwirkungen selbst auf bedeutende Nervenstämme, und auf die empfindlichsten, und von der Haut entblößten Stellen angewendet, keine Reaktion mehr hervorbringen.

Dagegen beweisen jene, wirkliche erfolgenden Reaktionen aber auch keineswegs, daß eine Rückkehr ins Leben möglich sey.

Am längsten reagiren die Muskeln des Gesichts nach dem Tode gegen die Elektrizität und den Galvanismus.

Beschreibung der Abbildungen.

Tab. I.

Fig. I. Ein kleines Instrument, um die Strömung, den Hauch, oder den Erschütterungsschlag ins Innere des Gehörganges zu leiten.

a. Die, mit der Glasröhre c umschmolzene Spitze des Messingdrathes. b. Das ringförmig umgebogene Ende desselben, welches theils als Handgriff, theils zur Befestigung einer Leitungsschnur dient.

c. Die, den Messingdrath umgebende Glasröhre, welche von geringem Kaliber ist, damit sie nicht so leicht zerbreche. Sie ist bei a vor der Lampe um die feine Spitze des Messingdrathes verschmolzen, so, daß diese Spitze nur oben ein wenig hervorragt.

Fig. II. Eine hölzerne, mit einer Glasröhre umgebene Spitze, welche bei der Anwendung des elektrischen Hauchs auf die Augen gebraucht wird.

a. Der hölzerne Kegel, aus Lindenholz verfertigt.

b. Das hintere Ende desselben, welches entweder an den Konduktor der Maschine befestigt, oder mit der Hand gehalten, oder mit einer Leitungsschnur verbunden wird.

c. Der die Holzspitze umgebende Glaszylinder. Diese hölzerne Spitze kann aus der Röhre entfernt, und statt ihrer eine metallne Spitze eingesetzt werden.

Fig. III Eine elektrische Flasche, mit dem Laneschen Elektrometer versehen.

a. Die Flasche selbst.

b. Der Knopf der inneren Belegung.

c. Eine gebogene, massive, gläserne Stange, welche die messingene Hülse d trägt.

e. Der Knopf des Elektrometers befestigt an f. einer messingnen, mit einer Eintheilung nach Linien und Zollen versehenen, in der Hülse d verschiebbaren Schiene.

g. Ein Ring zum Einhängen der Leitungsschnur des Elektrometers.

h. Ein ähnlicher Ring, befestigt an einer, aus Blech verfertigten Schale, in welcher die Flasche gestellt wird, damit die äußere Belegung nicht sobald abgenutzt werde. Er dient zum Einhängen der Leitungsschnur der äußeren Belegung.

Tab. II.

Fig. I. Ein kleines, von Bremser in Wien angegebenes Instrument, welches mit seinen Spitzen die Oberhaut durchbohrt, und dessen man sich bedient, um einen kräftigen, örtlichen Reitz durch die galvanische Säule hervorzubringen.

a. Eine messingne Scheibe von der Größe eines Zweigroschenstücks, mit kurzen Spitzen versehen.

b. Ein gläserner Handgriff.

c. Ein metallnes Oehr, zum Einhängen des Poldrathes.

Fig. II. Die, von Sprenger angegebne Vorrichtung zur Behandlung der Gehörkranken mit der galvanischen Säule. (Siehe pag. 129.)

A. Die Säule selbst, aus viereckigen Platten bestehend.

a. Der Drath des Zinkpols, mit einem Messingknöpfchen b versehen, und einer Glasröhre umgeben. Sprenger nennt ihn den Mittheiler.

c. Der Drath des Kupferpols, in einem Scharnier d beweglich. Nach Sprenger der Erreger.

e. Der Drehling mit gläsernen Sprossen, welcher den Erreger steigen und fallen macht, und durch das Uhrwerk f in Bewegung gesetzt wird. Dieses Uhrwerkes Gang regulirt der Windfang .

h. Der sogenannte Berührer, ein messingner Zylinder.

i. Das Gewicht, welches das Uhrwerk treibt.

Fig. III. Das Uhrwerk, welches den Erreger in Bewegung setzt.

a. Die Gewichtsschnur, welche von der Welle b sich abwindet. b. Das erste Stirnrad. c. Das zweite. d. ein Kronrad, welches in das Getriebe oder den Drehling des Windfanges e greift.

f. Die Achse des Drehlings, welcher den Erreger bewegt.

Druckfehler.

Seite	1.	Zeile	5.	statt	theoretische lies	Theoretische.
—	2.	—	12.	—	auch l.	aber.
—	4.	—	13.	—	Allein l.	jedoch.
—	14.	—	1.	—	denn l.	dann.
Ebendas.		—	5.	—	können l.	kann.
Seite	22.	Zeile	26.	statt	Pech, oder" l.	„Pech" oder.
—	25.	—	5.	—	jene l	jede.
—	42.	—	28.	—	Branke l	Kranke.
—	43.	—	6.	—	welchem l.	welchen.
—	47.	—	6.	—	Umfangs l.	Umlaufs.

TAB: I

Fig 1.

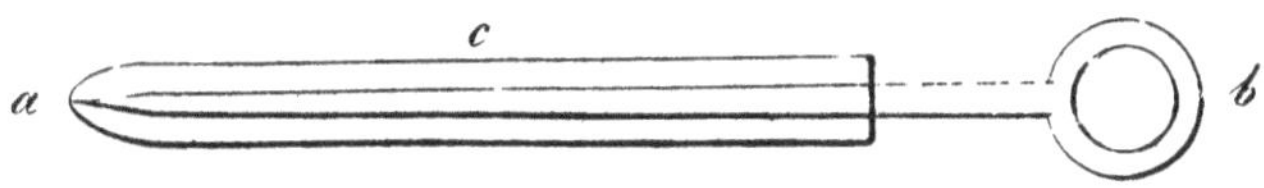

Fig 2.

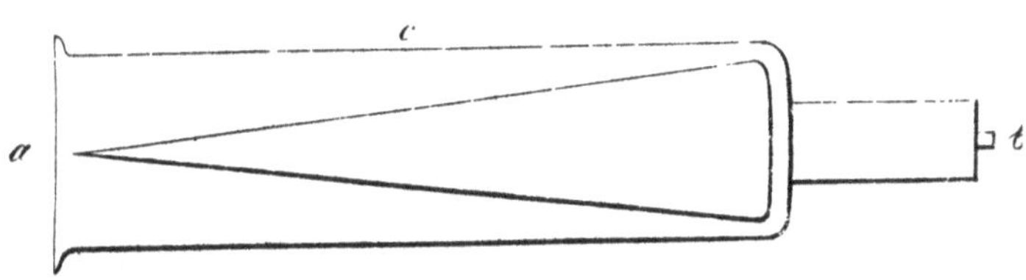

Fig 3.

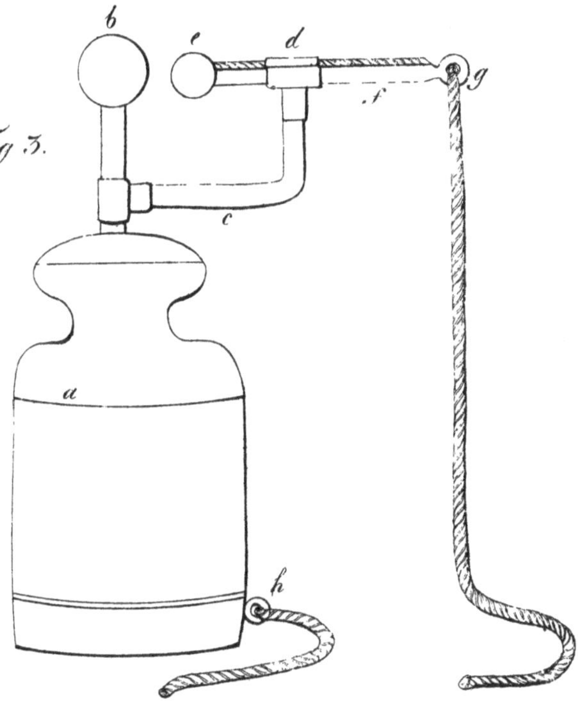

TAB: II.

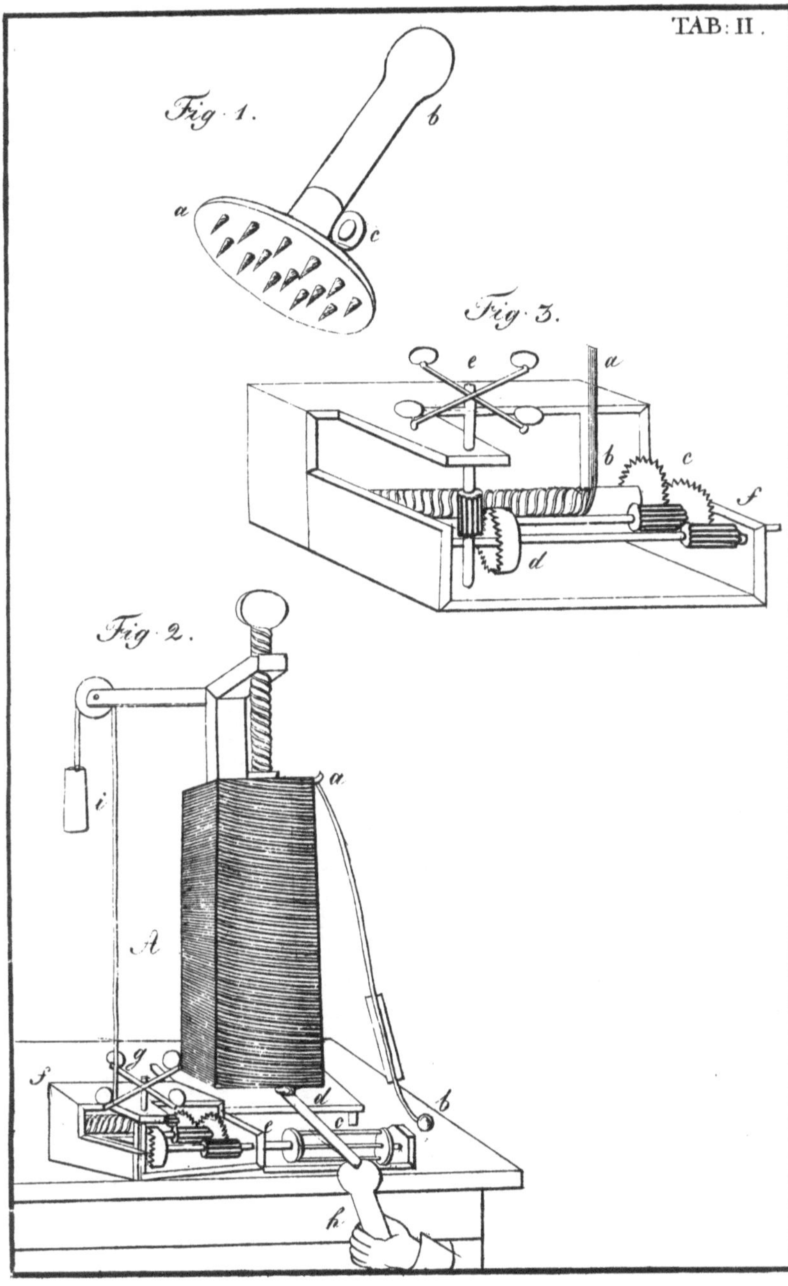

FSC
www.fsc.org
MIX
Papier | Fördert
gute Waldnutzung
FSC® C083411

Zeitfracht Medien GmbH
Ferdinand-Jühlke-Straße 7
99095 Erfurt, Deutschland
produktsicherheit@kolibri360.de